宇宙から健康を考える時代

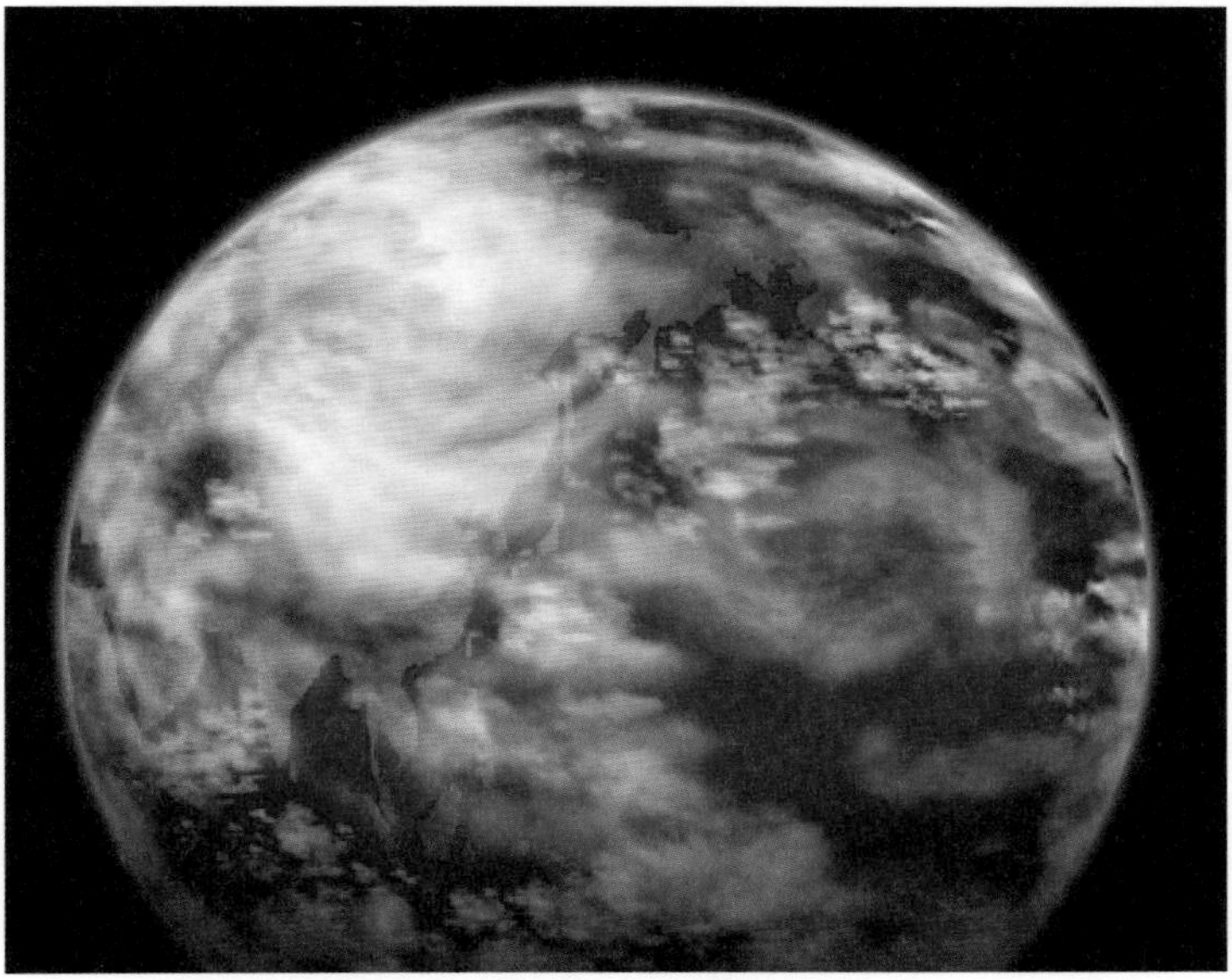

絶対的無重力の支配下にある宇宙と
絶対的重力の支配下にある地球とを
「重力とのバランス」で比較すると本当の原因がわかる

重力の威《い》力《りょく》、そのすごさを知る！

宇宙飛行士が物語る〝すごさ〟

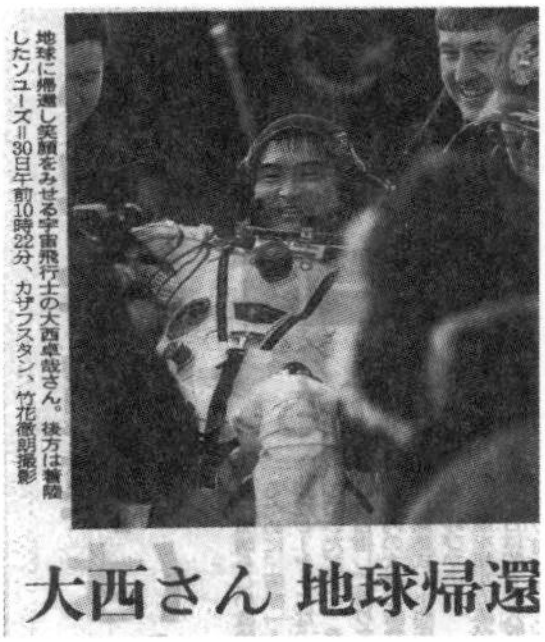

地球に帰還し笑顔をみせる宇宙飛行士の大西卓哉さん。後方は着陸したソユーズ＝30日午前10時22分、カザフスタン、竹花徹朗撮影

大西さん 地球帰還

【朝日新聞記事２０１６年10月31日】

●地球も人間も重力によって生かされている以上、「重力とのバランス医療」がなければなりません。むしろないほうがおかしいのです。

足裏の異常と腰痛との関係

「重力とのバランス」をいちばんコントロールしているところが人間の土台となる「足裏」。いまその足裏に異常が！

●浮き指と腰椎《ようつい》すべり症

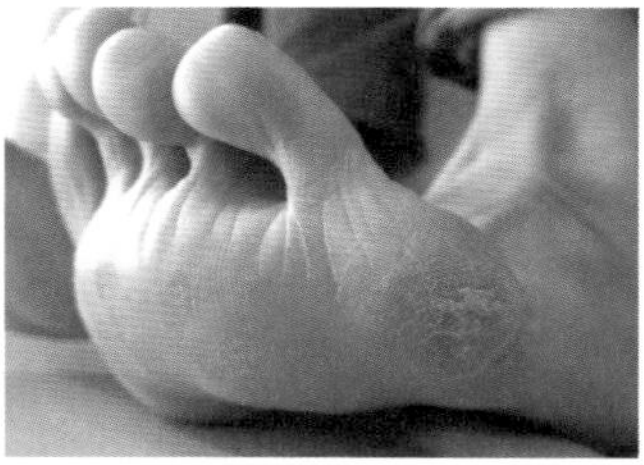

●仮称：外反浮き指と腰椎分離症《ようついぶんりしょう》

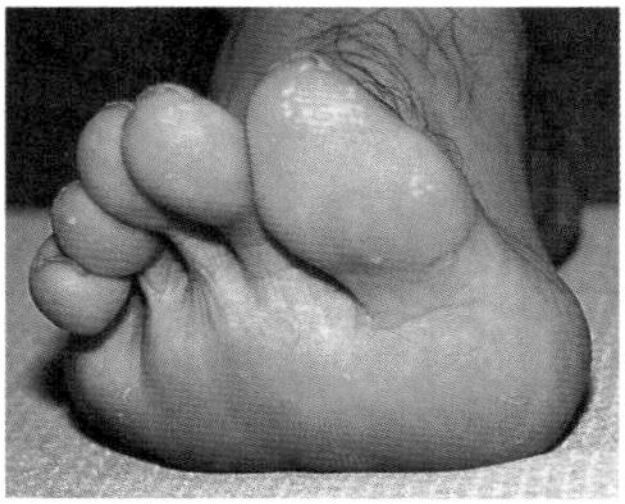

●「仮称：足ヘバーデン」と脊柱管狭窄症《せきちゅうかんきょうさくしょう》

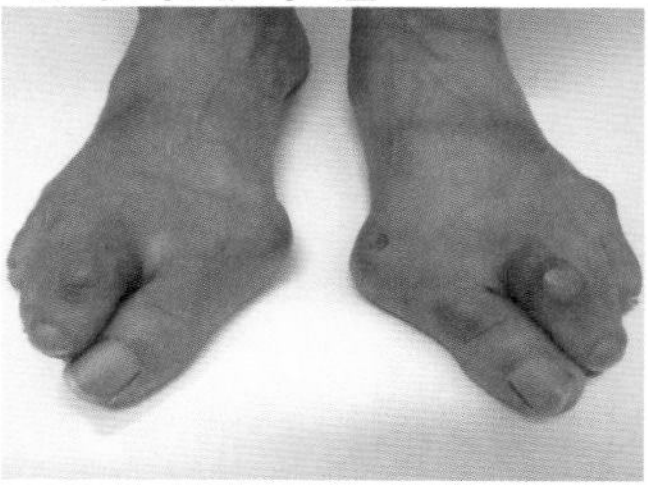

●扁平足《へんぺいそく》と慢性腰痛

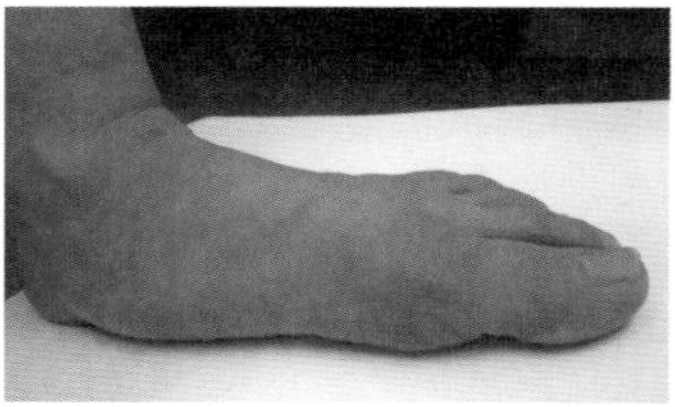

腰部に歪《ゆが》み（ズレ）が発生

足裏に異常があると重心が踵《かかと》へ片寄り、さらに左右差を伴って「足裏が不安定」になる。その不安定を腰部が補うため、歪みやズレが起こる。そこへ踵からの過剰な衝撃とねじれが繰り返され腰痛が発生する。（本文P 22 参照）

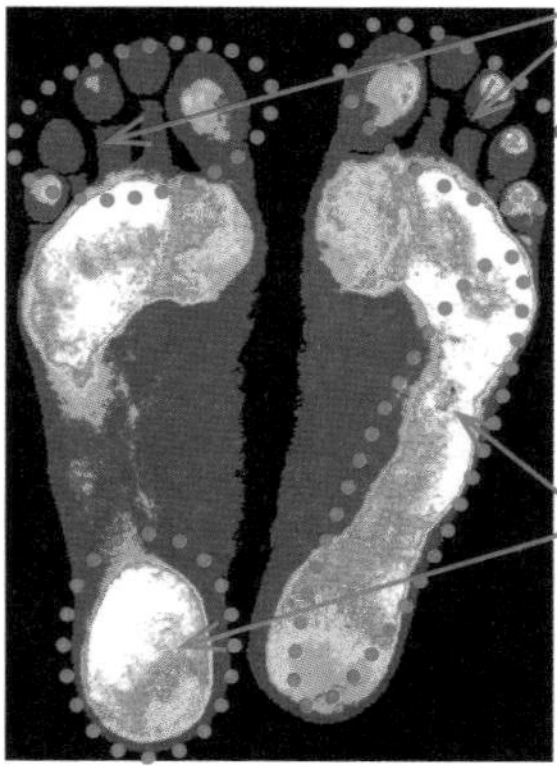

●浮き指で足指が地面に設置していない

●重心の踵への片寄りとその左右差

腰部のアンバランスは
5つのタイプに分かれる

①前②後の歪みやズレをチェック

①前のアンバランス（歪みやズレ）とは…

「反《そ》り腰《ごし》」

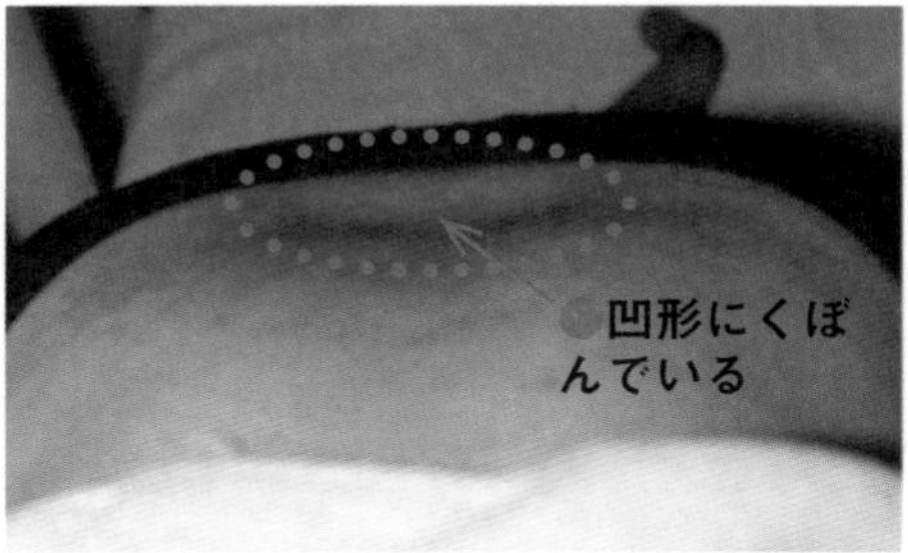

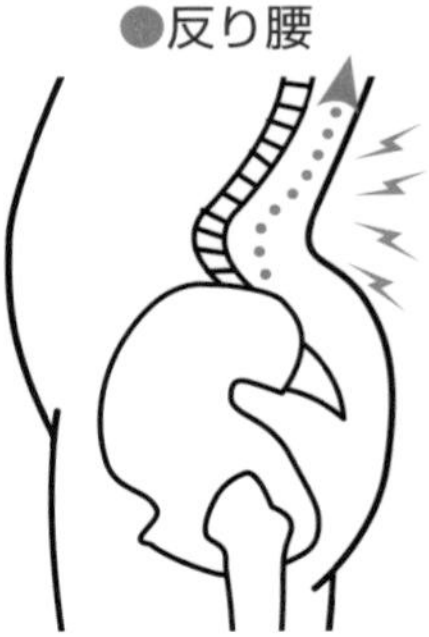

正座をして手を前に伸ばしたとき、腰椎の並びが前側に反っていてくぼんで見える

②後ろのアンバランス（歪みやズレ）とは…

「曲《ま》がり腰《ごし》」

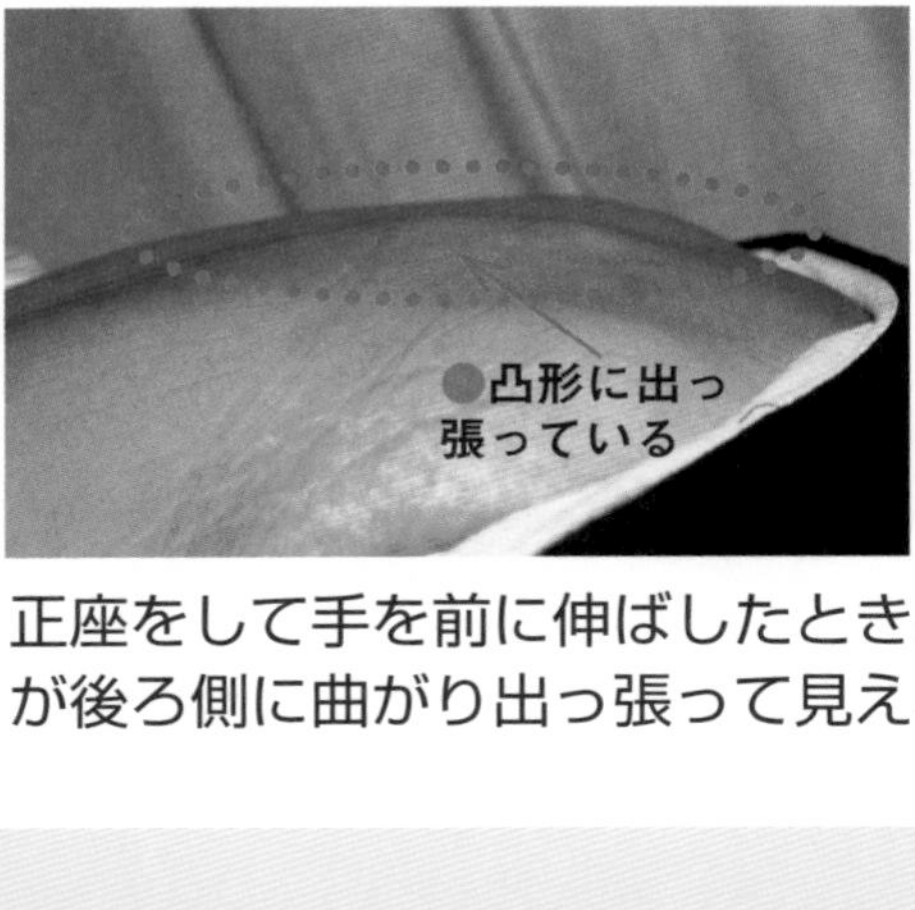

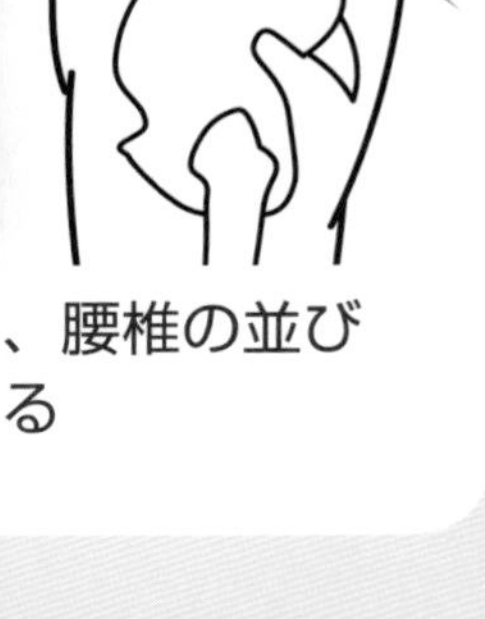

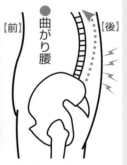

正座をして手を前に伸ばしたとき、腰椎の並びが後ろ側に曲がり出っ張って見える

腰部のアンバランスは
5つのタイプに分かれる

③左④右の歪《ゆが》みやズレをチェック

③左（右）のアンバランス（歪みやズレ）とは…

「左重心」

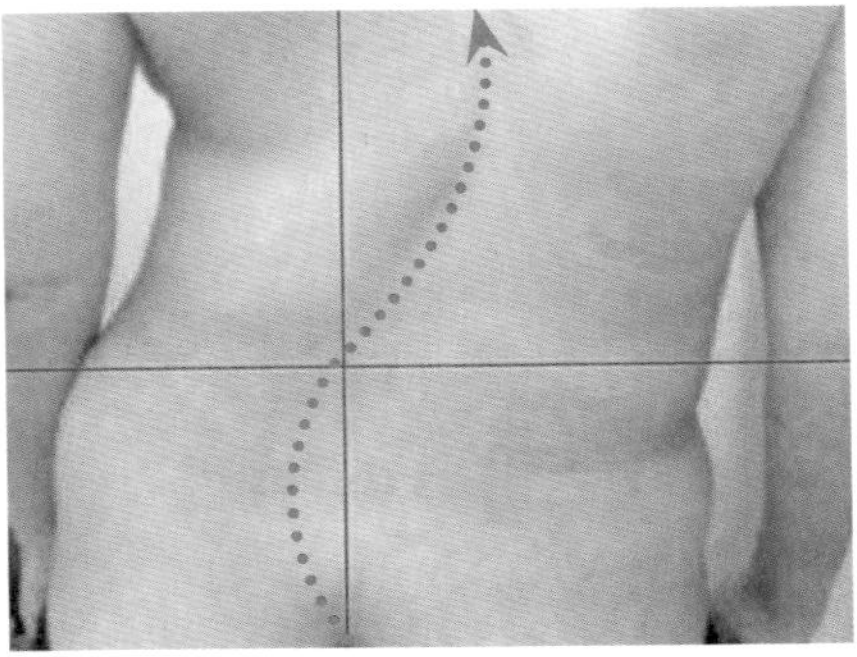

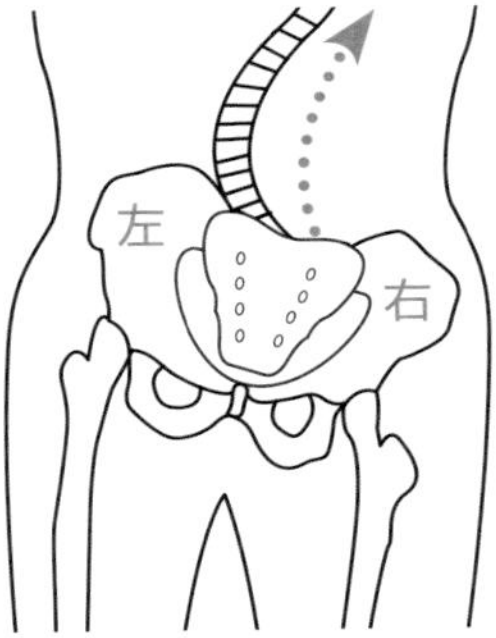

重心が左側に片寄り、背骨は右側に彎曲《わんきょく》する人が多い

④右（左）のアンバランス（歪みやズレ）とは…

「右重心」

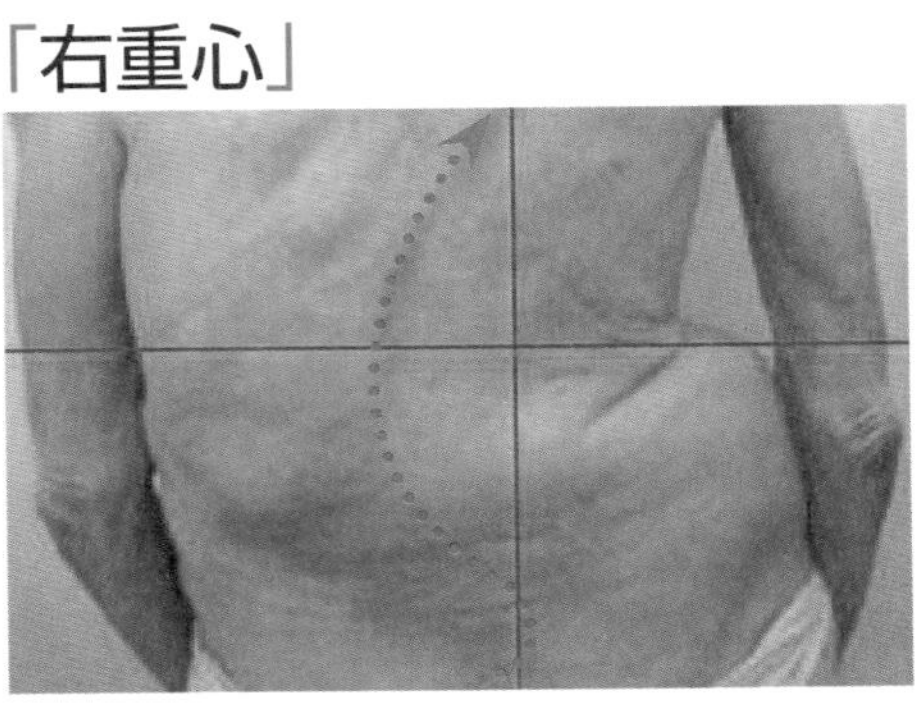

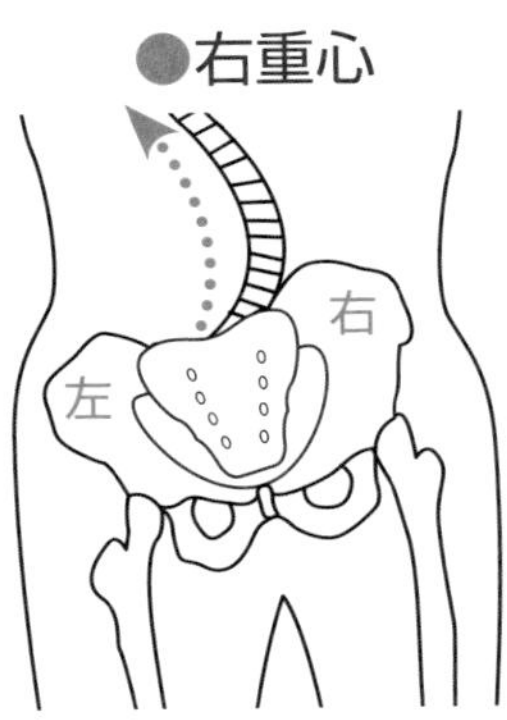

重心が右側に片寄り、背骨は左側に曲がり、また歪んで曲がっている

腰部のアンバランスは
5つのタイプに分かれる

上下の歪みやズレをチェック

⑤上下のアンバランス（歪みやズレ）とは…

「生理的弯曲《せいりてきわんきょく》の消失した腰椎」

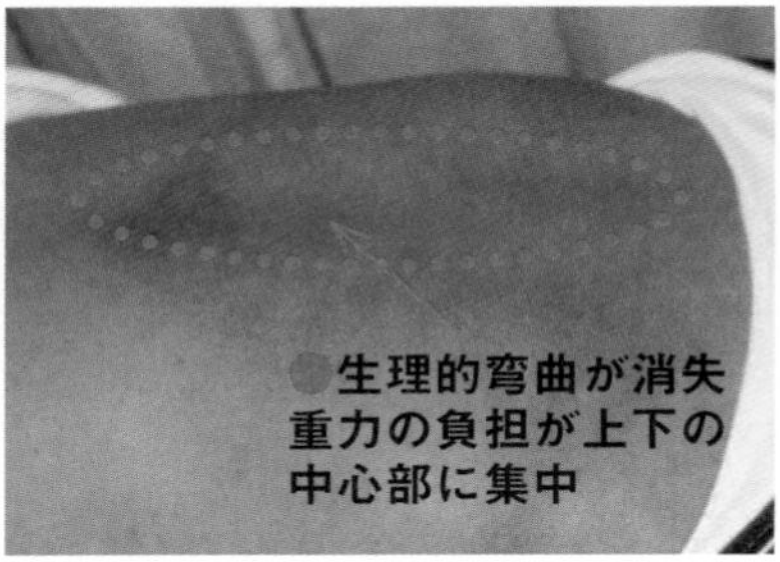

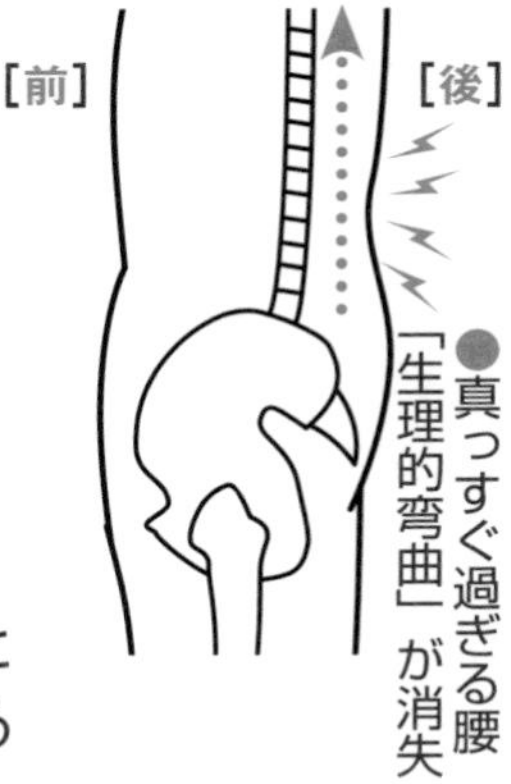

正座をして手を前に伸ばしたとき、腰椎の並びが真っ直ぐ過ぎる

ひざの反り過ぎ「反張《はんちょう》ひざ」もチェック！

浮き指とひざの反り過ぎ
「反張ひざ」

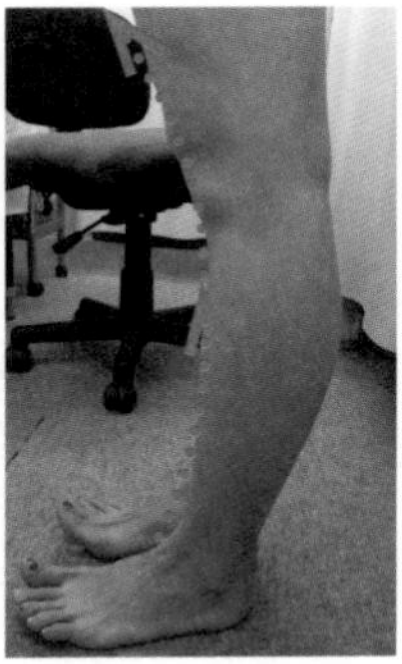

●弓状に反っている

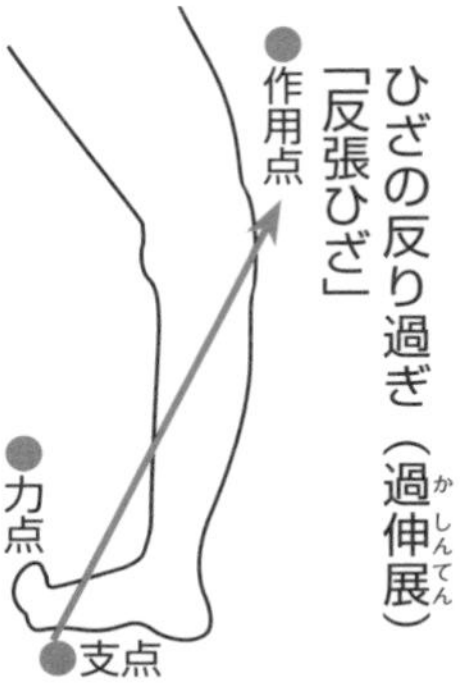

踵《かかと》からの過剰《かじょう》な衝撃波《しょうげきは》とねじれ波が腰部に繰り返されてしまう

指が浮いた分だけひざが反る

重力とのアンバランス（歪みやズレ）に40歳以上では「ヘバーデン結節」による変形性関節症（炎）を加えた判断が必要

ヘバーデン結節を判断するチェック法

●足に転移したヘバーデン結節。親指が外側にねじれる

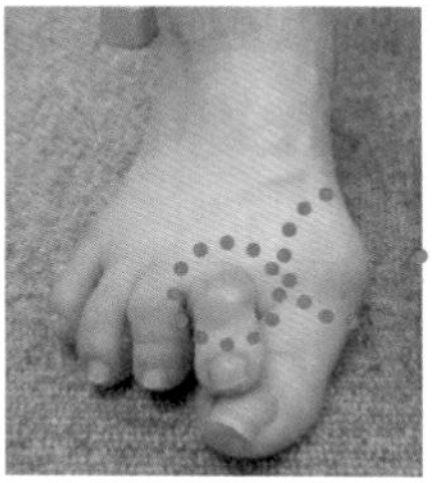

③ 40歳からの外反母趾「仮称:足ヘバーデン」

●親指の付け根が出っ張り痛む

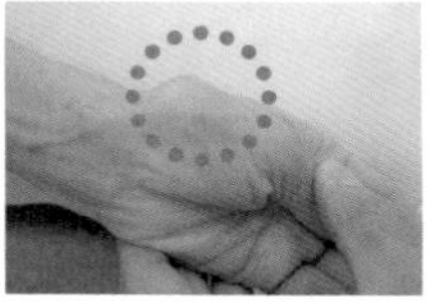

② 母指CM関節症「仮称：CM関節ヘバーデン」

●第1関節の変形

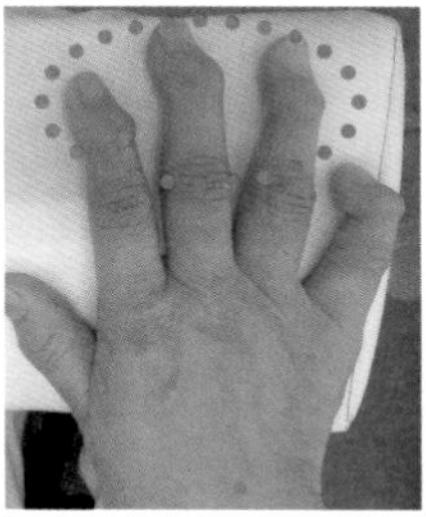

① ヘバーデン結節

「ヘバーデン結節」の有無をチェックして、早めに“足から未病《みびょう》”のうちに改善し、健康寿命を延ばすことが目的であり不可欠です。

① 40歳からの外反母趾、そのほとんどが実は「ヘバーデン結節」によるひどい外反母趾「仮称：足ヘバーデン」なのです。
② 「ヘバーデン結節」は変形性関節症（炎）のひとつです。
③ 「ヘバーデン結節」はバランスの悪い関節に転移したり、またはバランスの悪い関節から発症するという仮説を提唱しています。
④ 50歳以上の女性の場合では、すでに脊柱管狭窄症と診断されている人の約90%に「ヘバーデン結節」が見られます。（当院調査）

自分で脊柱管狭窄症《せきちゅうかんきょうさくしょう》を改善

サラシ包帯による固定法 （P133 参照）

症状がひどい場合には３等分に裂いたサラシを２本巻く

症状がひどい場合は最初に巻いたサラシ包帯に約２分の１重ねてさらに上部に巻きます（赤い部分）。

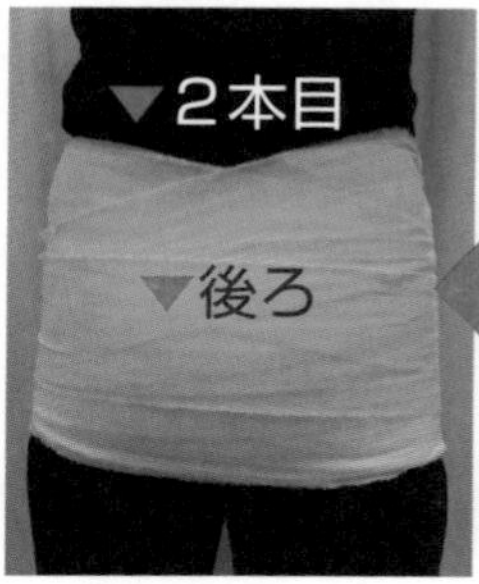

カサハラ式スジカイ巻きはまず第二の土台となる股関節の外側にある大転子部（●）を中心に巻いていきます。

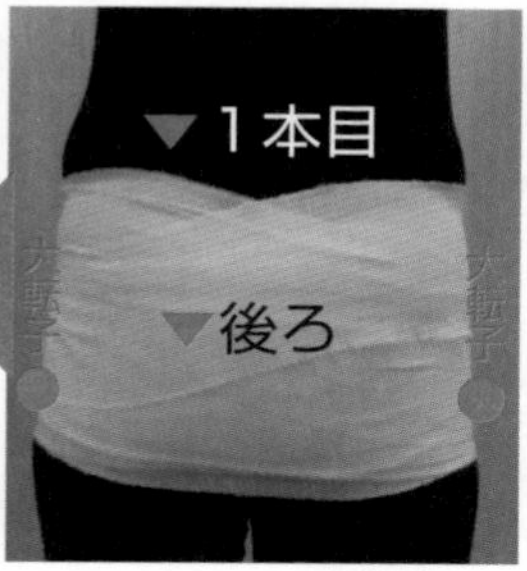

１反（幅 30 センチ×長さ９メートル）のサラシから３本のサラシ包帯ができる

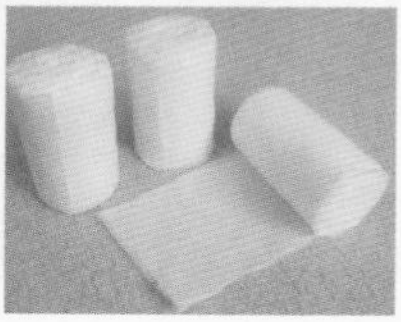

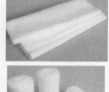

サラシ包帯は肌に直接巻いて、その上に下着を履くとトイレが楽。

サラシを巻くのが面倒、時間がない、難しい人には専用ベルトの二重巻き （P140 参照）

▼２本目は１本目のベルトの約３分の１重ねて上部に巻く

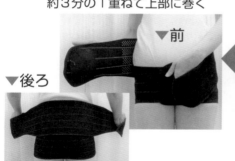

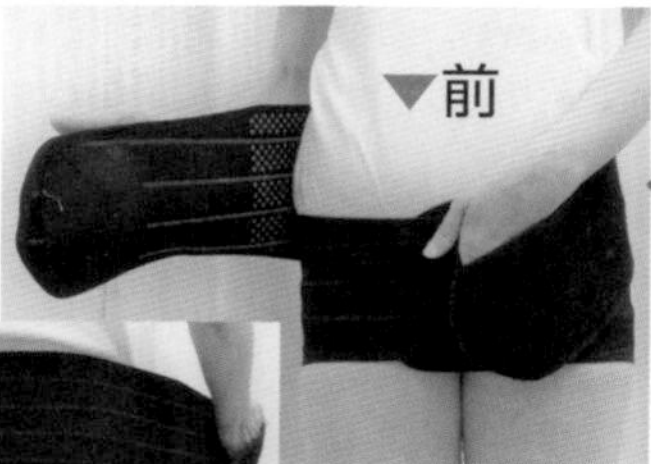

▼後ろ

▼１本目の専用ベルト

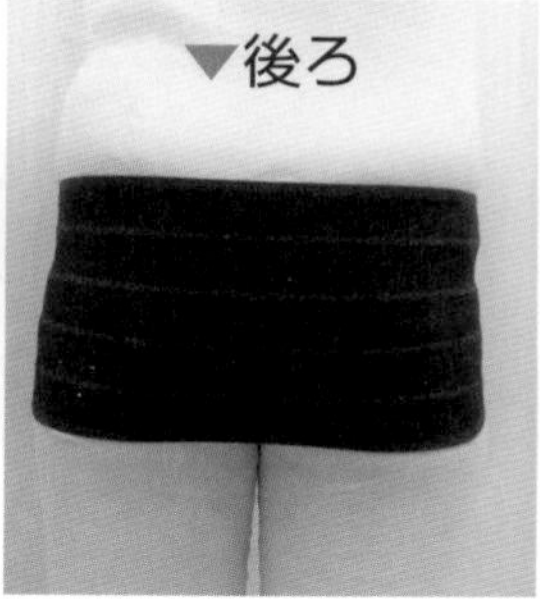

ベルトを強く引っ張れるポケット付きなので、力の弱い人でも簡単に強力に固定できる。重力の負担度（破壊力）より安静度（治癒力）が上回る固定が根本療法。

自分で足裏のバランスを整えて、正しい歩行を促し、腰部を守る。
テーピングや専用３本指靴下で重心を正常な位置に近づけて、左右差も減らす。

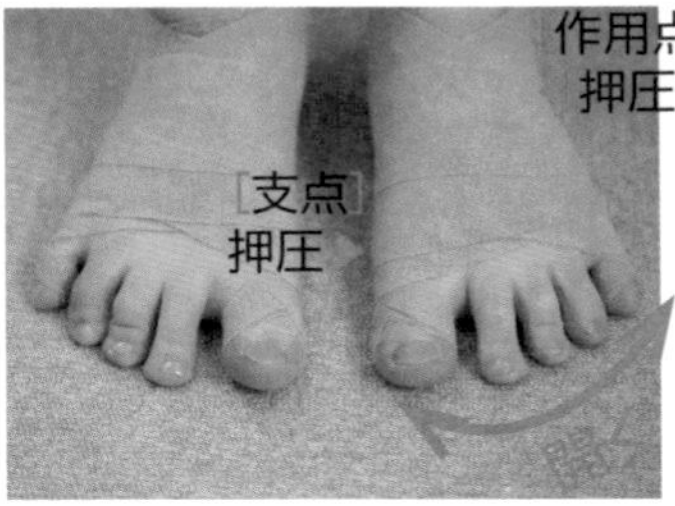

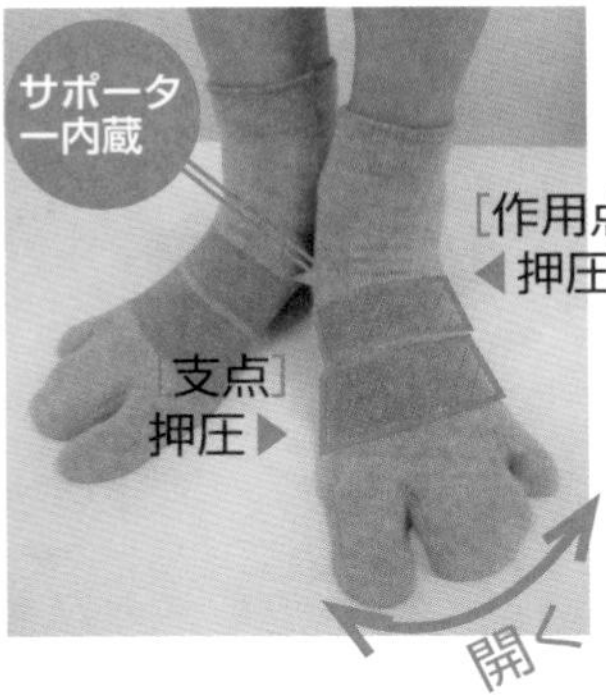

▲テーピングでバランスが整った足。人間の土台となる足裏が安定すると、それに比例して腰部のバランスも整ってくる。

▲専用３本指靴下でバランスの整った足。テーピングの効果を100％とすると、専用の３本指テーピング靴下は約70％の効果が期待できる。

靴の中には免震処置《めんしんしょち》をする！

●靴の中には免震処置をする。靴底はできるだけクッション性のあるものを選ぶ
●さらに踵からの過剰な衝撃波とねじれ波を吸収無害化する人工筋肉素材の免震インソールで腰部を守る

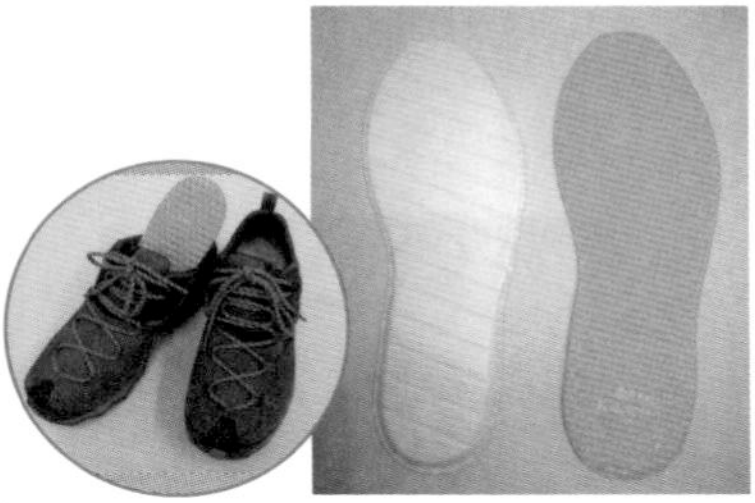

第一の土台となる足裏の“基礎工事”を行うのと同時に、腰部を固定します。基礎工事とは「土台のバランス」と「免震処置」のことです。

50歳からの脊柱管狭窄症は90%の固定で治る!

ヘバーデン結節研究家
笠原接骨院 カサハラフットケア整体
院長 笠原巖

自由国民社

はじめに◉「脊柱管狭窄症は治らない」とあきらめてはいけない！

今までの古くさい常識や先入観にとらわれていたら、新たな治療法の発見ができないばかりか迷ってしまい改善への希望も失われ、様々な腰痛や脊柱管狭《せきちゅうかんきょう》窄症《さくしょう》を根本から改善することはできません。

●「治らない！」という先入観からの解放

①まさか、外反母趾《がいはんぼし》、浮《う》き指《ゆび》、扁平足《へんぺいそく》による足裏の不安定が脊柱管狭窄症の原因だなんて！……人間の土台、足裏の不安定を腰部で補い、歪《ゆが》みやズレ（重力とのアンバランス）が起こる。そこへ、踵からの過剰な突き上げが日常生活の中で繰り返され、様々な腰痛や変形・圧迫、脊柱管《せきちゅうかん》の狭窄《きょうさく》が発症するのです。

重力とのバランスで力学的な視点や考えを持つことが重要なのです。

②まさか、手の第一関節が太く変形する「ヘバーデン結節」が腰部にも発症しているなんて！……「ヘバーデン結節」は、小さくてもひとつの変形性関節症《へんけいせいかんせつしょう》（炎《えん》）です。足に〝転移《てんい》〟や発症すると変形性関節症（炎）が起こり、ひどい外反母趾、「仮称：足ヘバーデン（カサハラ外反結節《がいはんけっせつ》）」を起こし、ひざに起こると

ひどい変形性ひざ関節症を起こし、腰部に起こると様々な腰痛や脊柱管狭窄症を発症します。真実を知ると今までの医療の矛盾や疑問が一気に解けてきます。

特に、五十歳以降の女性では歪みやズレ（重力とのアンバランス）に「ヘバーデン結節」の腰部への転移や発症を加えた判断が重要です。

③まさか、脊柱管狭窄症の根本療法が重力の負担（負荷重《ふかじゅう》）を約九十％軽減する「固定」にあるなんて！……人間はもともと重力の負担度《ふたんど》（破壊力《はかいりょく》）より、安静度《ど》（治癒力《ちゆりょく》）が上回る「固定」で治るように最初から造られています。しかし、慢性痛に対し、「固定」で改善した、治したという経験があまりに少ない、またその情報も乏しいため「九十％の固定で治す」というイメージや行動を起こすことができないのです。

「様々な慢性痛や腰部脊柱管狭窄症《ようぶせきちゅうかんきょうさくしょう》は重力の負担を約九十％軽減した固定で改善する」という知識と行動が重要です。

④まさか、こんなに真実が強いとは、時間が経てば経つほどその真実性が増していく……今こそ、先入観を解放して自然界に近づく時代なのです。ガンジーが言ったように「誰にも真実が理解されないからと言って真実が偽りとなることはな

い」のです。理解できないからと言って見過ごすのではなく、自分の体に照らし合わせて確信したらすぐ行動するのです。

「ヘバーデン結節」と脊柱管狭窄症とが常に九十％以上の割合で一致するなら、それもひとつの立証なのです。またこの真実を理解する人たちが増えています。

⑤まさか、自然治癒力《しぜんちゆりょく》（体に本来備わっている病気を治す力）で改善し、生活の質まで良くなるなんて……地球と人間の体は同じ「力学的構造体《りきがくてきこうぞうたい》」なのです。様々な腰痛や脊柱管狭窄症を改善するには、この自然界の構造を基礎とする「自然治癒の三原則」を同時に行うことです。自然治癒力が最大限に発揮され、生命力が全開になり、恒常性《こうじょうせい》と共に「ヘバーデン結節」に対する免疫力《めんえきりょく》も高まってきます。大切なことは、部分的ではなく全体的（トータル的）に診《み》る、そして幹《みき》と枝と葉に分け、常に幹を残せる判断と施術《せじゅつ》が必要な時代へと変化しているのです。

たとえ、どんなに立派な伝統医療《でんとういりょう》や科学者であっても「自然界の法則」を覆《くつが》すことはできないのです。

⑥まさか、開業して四十七年も過ぎてしまったなんて！……接骨院を開業して四十七年、初検だけでも十二万人以上の患者さんを見てきました。一日三百人前

後の患者さんの来院が二十年以上続きました。その中で常に「足と健康との関係」「ヘバーデン結節の転移と脊柱管狭窄症との関係」を追究してきました。そして、確信に至っています。今までの人生で最も研《と》ぎ澄《すま》まされ、充実している時間だと考えています。私の使命は新しく突き止めた真実をより多くの人に伝えることによって、不利益を被《こうむ》ることなく、「未病《みびょう》のうちに改善」することで要介護者《ようかいごしゃ》とならず、健康寿命を伸ばすことが重要と考えています。

多くの人が最後まで自分の足で歩けるということで、人生の有終の美を飾ることを目的としています。

⑦まさか、誤解することはないと思うがその前に……「ヘバーデン結節は〝転移〟する」という表現は、分かりやすく説明するためにあえて使用しています。理解できない場合は推測や仮説として捉《とら》えてください。本書の内容は現代医療を否定するものでもなく、また医師の治療を受ける機会を妨《さまた》げるものではないのです。

「自分の体は自分で守る」、さらに「自分の体に対しては自分が一番の名医となる」。このように本書で解説する内容を広く読者に理解して頂き、世の中に浸透《しんとう》させていくことが大切です。またそのような時代へと変化しているのです。

著者

目次

第2章 人間の土台「足」から「脊柱管狭窄症」を治す

第3章 「脊柱管狭窄症」を治すサラシ固定

第4章 慢性腰痛を確実に治す新「固定学」

第5章 未病医学（学問）「過労性構造体医学」を確立する

第1章

「脊柱管狭窄症」を改善する新しい重力とのバランス療法

1 「脊柱管狭窄症」を起こす人と起こさない人との差

「脊柱管狭窄症《せきちゅうかんきょうさくしょう》」は「腰部」や「背部」に多く起こります。

本書では主に「腰部《ようぶ》脊柱管狭窄症《せきちゅうかんきょうさくしょう》」を解説しますが、わかりやすいように「脊柱管狭窄症」と略して表記します。

「脊柱管狭窄症」は「脊柱管」と呼ばれる神経の通り道が狭く（狭窄）なることで、神経が圧迫され、腰痛や血流不足によってお尻から下肢《かし》へのしびれが現れる症状です。歩くうちに腰痛やしびれが強くなり、立ち止まったり、少し休憩すると再び歩けるという「間欠《かんけつ》跛行《はこう》」が特徴です。

「脊柱管狭窄症」に関する本はすでに多数出版され、その内容も言い尽くされているように感じますが、最も重要な部分が見落とされているのです。

では、なぜ「脊柱管狭窄症」を発症する人と発症しない人とに分かれるのか。その差を追究しないのは空論であり、伝統《でんとう》医療《いりょう》の落ち度なのです。

原因を「加齢」、「何らかの原因」、「原因は様々」、「遺伝的要因《いでんてきよういん》」、「骨粗鬆症《こつそしょうしょう》」と曖昧《あいまい》にしたり、ごまかしてはいけないのです。

特に、「加齢《かれい》」と片づけてはいけないのです。なぜなら、同じ高齢者であっても「脊柱管狭窄症」を発症しない人、まったく無縁《むえん》な人も大勢いるからです。

隠れている本当の原因がわからないと正しい治療（最も効率的な治療）につながらず、迷ってしまいます。

今までの先入観に囚《とら》われていてはよくありません。時代の変化に伴い、本物や真実がより見極められ、**百年の遅れを取り戻す「重力とのバランス医療」による根本的な診断と治療法、それに自分で未病のうちに改善することが求められているのです。**

「脊柱管狭窄症」には今まで気付かなかった見極め方が二つ隠れています。

何故発症するのか？　**発症する人と発症しない人との差を簡単に見極める方法があります。**

ひとつ目は「浮《う》き指《ゆび》、外反母趾《がいはんぼし》、扁平足《へんぺいそく》などによる足裏の不安定の有無」です。二つ目は五十歳以上の女性では足裏の不安定に加え、手の第一関節が変形する「ヘバーデン結節」の腰部への転移《てんい》の有無です。特に多い「ヘバーデン結節」の有無をよーく見てください。

ひとつ目の答えは人間の土台「足」にあります。「浮き指」「外反母趾」「扁平足」など

があると身体の重心が踵《かかと》へと片寄ってしまいます。この重心の踵への片寄りは「左右差」を伴うので、人間の土台となる足裏が極めて不安定になってしまうのです。

その足裏の不安定を力学的に腰部で補うため、腰部に歪《ゆが》み（ズレ）が起こります。歪んだり、ズレている腰部へ、踵からの過剰な衝撃波とねじれ波という介《かい》達《たつ》外《がい》力《りょく》が時間経過と共に日常生活や仕事、スポーツなどで反復（繰り返す）されることで微細《びさい》な疲労骨折が徐々に蓄積されていった結果なのです。

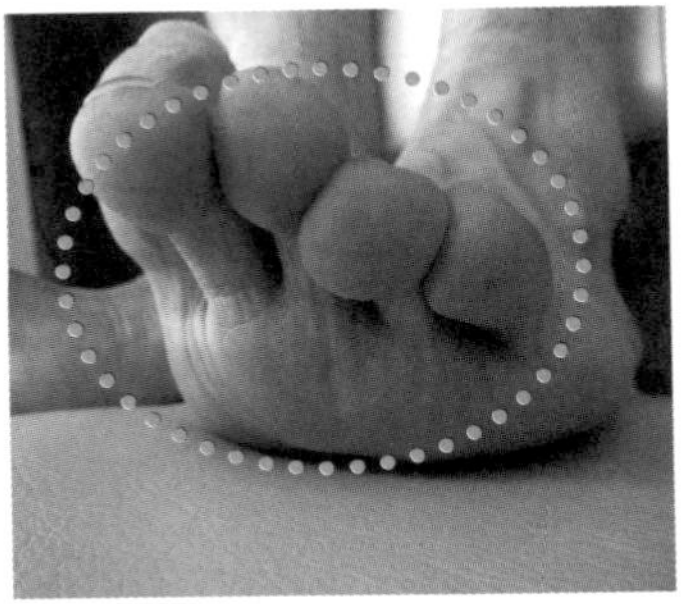

①浮き指

歩行時、足指が地面に接地しない。押すと親指が 90 度以上反るのが目安。

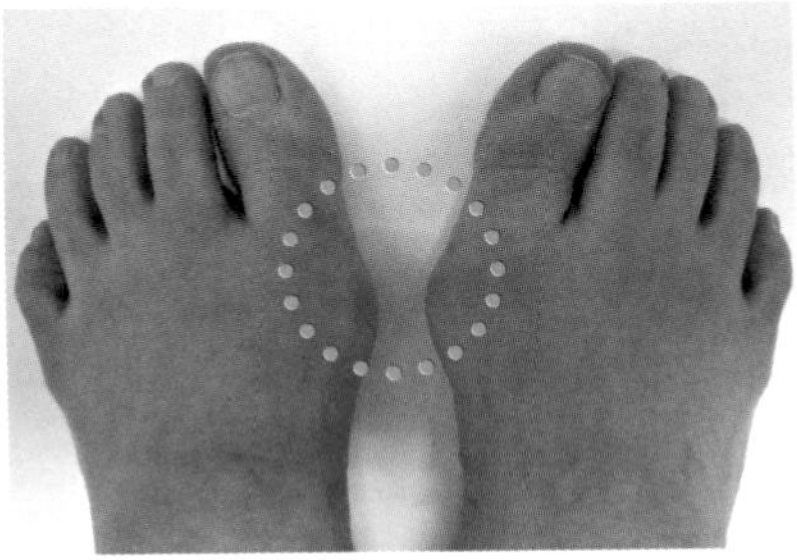

②外反母趾

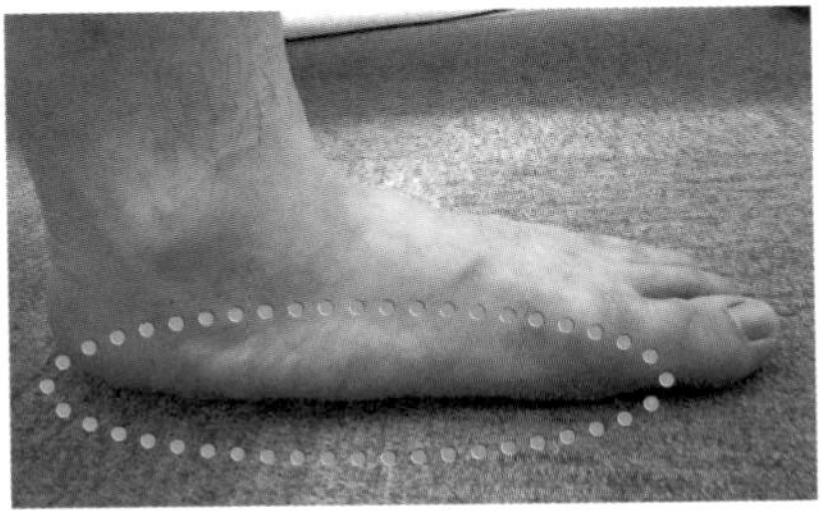

③扁平足

二つ目の答えは、これに手の第一関節が変形する「ヘバーデン結節」が腰部へ転移したこと、またはバランスの悪い腰部から発症したことが原因なのです。このことは医療現場でもほとんど知られていません。自分でこの事実を確かめるのです。

手の第一関節が太く変形する「ヘバーデン結節」がある人の多くに、手の親指の付け根にある「ＣＭ関節」が出っ張って痛む「母指《ぼし》ＣＭ関節症《かんせつしょう》」や足の親指や爪が外方向へねじれて曲がる（回内位《かいないい》）「ひどい外反母趾」が見られます。

実は四十歳からのひどい外反母趾「仮称：足へバーデン」も、手の「ヘバーデン結節」が足へ転移したものなのです。

「ヘバーデン結節」は足関節やひざ関節にも転移し、原因不明とされる「変形性関節症《へんけいせいかんせつしょう》（炎《えん》）」を発症させています。当然、バランスの悪い腰部にも転移したり、**またバランスの悪い腰部やその他の関節から先に「ヘバーデン結節」が発症し、「変形性関節症（炎）」を起こす場合もあります。**これが、特に五十歳以降の女性に多い「脊柱管狭窄症」の隠れていた本当の原因だったのです。**私はこれをまとめて「仮称：腰へバーデン」による脊柱管狭窄症と呼んでいます。**

思い当たる人は多いと思います。男性にも二割くらいは見られます。男性は手の第一関

[ヘバーデン結節を見分ける“3つのチェック“]

1. ヘバーデン結節

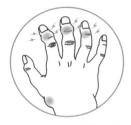

手指の第1関節の変形や痛み

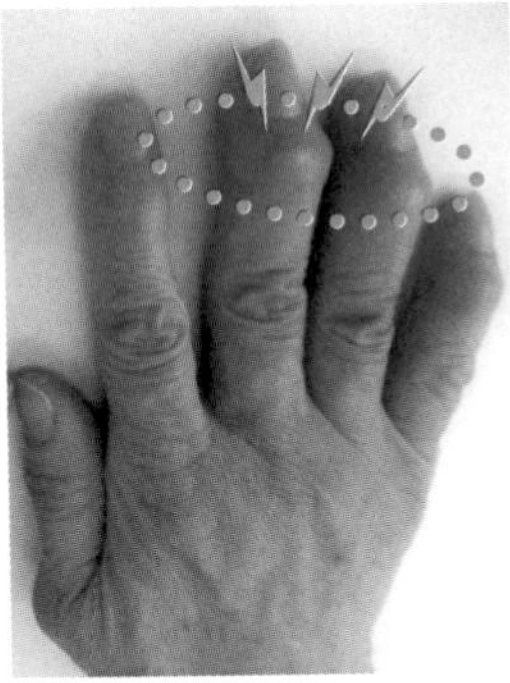

1.「ヘバーデン結節」…手の第1関節の変形性関節症（炎）

2. 母指CM関節症
（仮称：CM関節ヘバーデン）

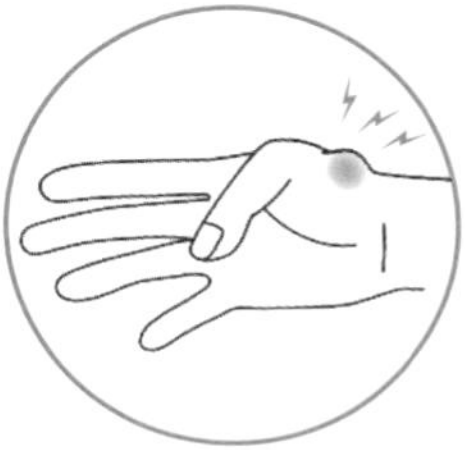

手の親指の付け根が出っ張り痛む

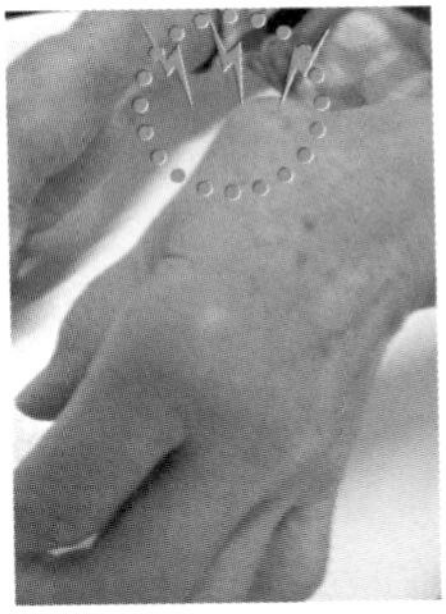

2. 母指CM関節症…「ヘバーデン結節」が母指CM関節に転移した変形性関節症（炎）

3. ひどい外反母趾
（仮称：足ヘバーデン）

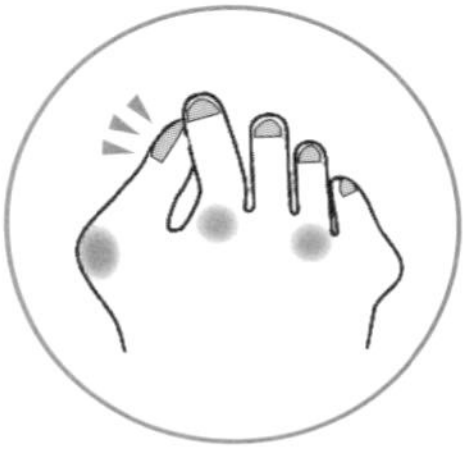

足の親指がねじれて爪が外側を向く

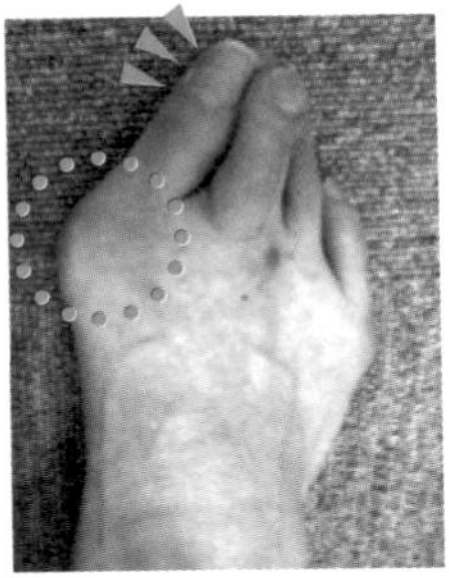

3. ひどい外反母趾（仮称：足ヘバーデン…「ヘバーデン結節」が足先に転移した変形性関節症（炎）

[ヘバーデン結節が体の各部に発症]

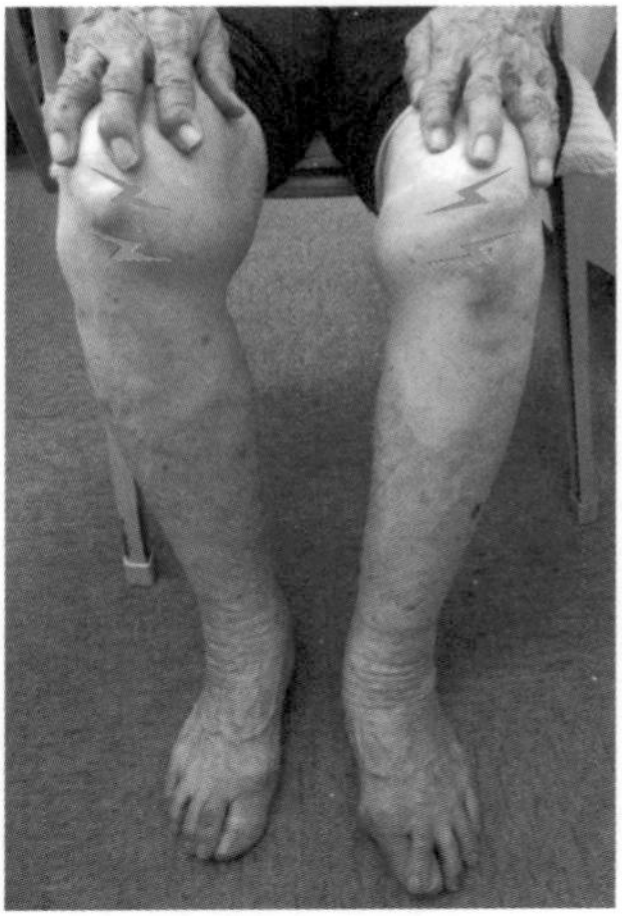

【ひざに発症】

「ヘバーデン結節」がひざに転移したひどい変形性ひざ関節症。「仮称：ひざヘバーデン」

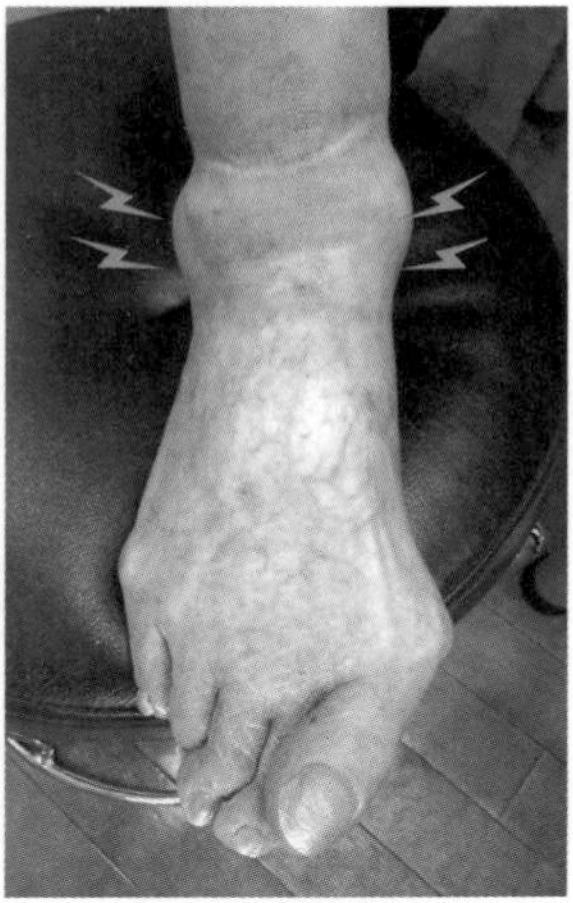

【足関節に発症】

「ヘバーデン結節」が足首に転移した変形性関節症（炎）。「仮称：足関節ヘバーデン」

節の変形を伴うことは少なく、腰から始まる「仮称：腰ヘバーデン」が多く見られます。

しかし、この見極めはまだ医学的に認められていませんので、**私はこの真実をわかりやすく説明するためあえて「転移」と言っているだけなので、誤解しないように「転移」を仮説として理解していただきたいのです。**

時代は「重力とのバランス」を最も多くコントロールしている**「足」**から腰痛の本当の原因を追究、それに「**ヘバーデン結節**の転移」を加えた判断、この真実とそ

[ヘバーデン結節が体の各部に発症]

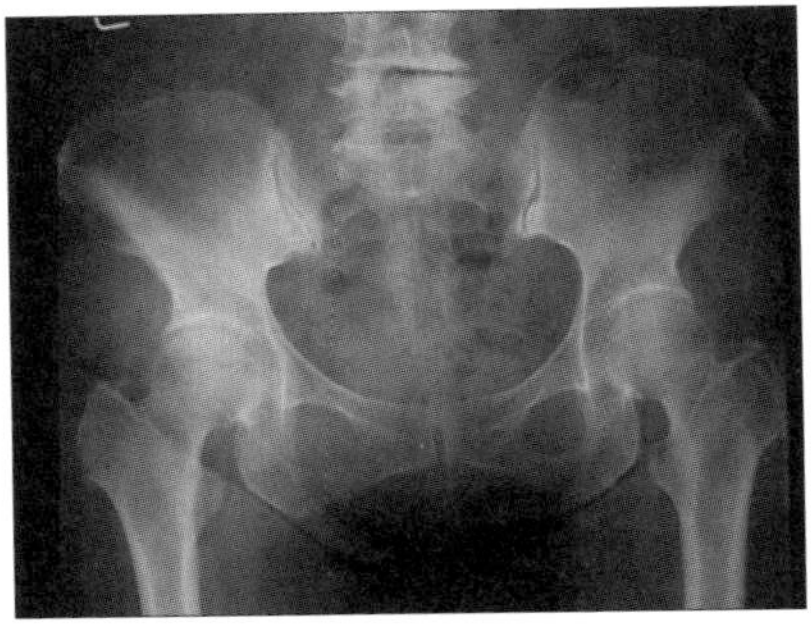

【腰に発症】
「ヘバーデン結節」が腰に転移・発症した変形性関節症(炎)。「仮称:腰ヘバーデン」。その中の一つに腰部脊柱管狭窄症がある。

の見極めを求めています。

重力を中心にこのことを深く理解するのです。「ヘバーデン結節」の転移と「脊柱管狭窄症」があると、要介護者《ようかいごしゃ》になる割合が六倍くらい高くなり、健康寿命も短くなってしまうと推測しています。

本書の目的は「足から未病」のうちに自分で改善することにより、「健康寿命の延伸《えんしん》」と要介護者にならないことを心より願って、新しい考え方を提供しているのです。

2　脊柱管狭窄症の症状と特徴とは?

「ちょっと長く歩いたり」、「台所で立ち続けたり」、「姿勢を変えたとき」、お尻から足にかけて痛みやしびれなどの坐骨神経痛症状《ざこつしんけいつうしょうじょう》が現れ歩けなくなり、立ち止まったり、座ったりして、少し休むと症状が治まり、再び歩けるようになるなどの「間欠跛行」が特徴です。
普段は何ともないのに「重力の負担」が集中したり、腰を反らせる動作をとると神経が圧迫され、痛みやしびれが出てきます。痛みやしびれが出ないようにと体を横に曲げたり、前かがみになるなどを続けていると、次第に姿勢も悪くなり猫背《ねこぜ》や背骨が横に曲がる側弯《そくわん》症《しょう》にもなってしまいます。腰を反らすなどの姿勢によってこれらの症状が出たり、腰を丸めるなどで治まったりするのも特徴です。

【猫背や側弯症も発症】

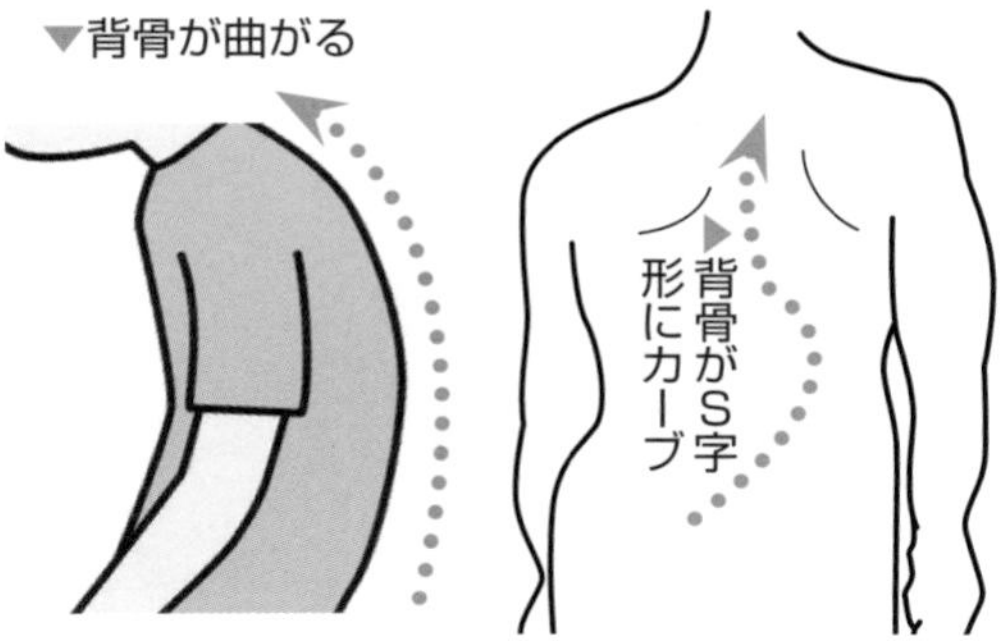

このような症状があるなら「脊柱管狭窄症」と「椎《つい》間板《かんばん》ヘルニア」を疑います。

新しい考え方なので繰り返し説明していくことで、次第に理解・納得できるようになると思います。

狭窄の始まりは、

①足裏の不安定（浮き指、外反母趾、扁平足）により、これを補うため腰部がアンバランスとなり、腰部に歪み（ズレ）が起こる

②そこへ踵からの衝撃とねじれが過剰《かじょう》に伝わる

③これを日常生活で反復《はんぷく》（繰り返された場合）される

ことです。

これにもうひとつ、④四十歳以上の女性に多い、手の第一関節が太く変形する「ヘバーデン結節」の腰部への転移や、⑤またバランスの悪い腰部から始まる「ヘバーデン結節」（仮称：腰へバーデン）が発症し、これによる「変形性関節症（炎）」が起こった結果、脊柱管と呼ばれる神経の通り道を狭窄《きょうさく》・圧迫《あっぱく》したことが高齢者に多い理由です。

この考え方は「重力とのバランス医療」（未病医学《みびょういがく》）に基づく私のオリジナルの理論です。私の経験的判断では比較的右腰に骨の異常が多く、それに比例して右足に坐骨神経痛症状が比較的多く見られます。

理論通り、右足や右半身は過剰な衝撃波《しょうげきは》と戦ったり、吸収《きゅうしゅう》・無害化《むがいか》する役割をしているためであり、それだけ右側の腰は骨の異常と共に神経が圧迫されやすいのです。

また左足や左半身は過剰なねじれ波と戦ったり、吸収・無害化する役割をしているため、それだけ左側の仙腸関節《せんちょうかんせつ》や骨盤に歪み（ズレ）と共に左側の神経が圧迫されやすいという理論と一致します。

［地球の自転（左回転）に合わせて体も造られている］

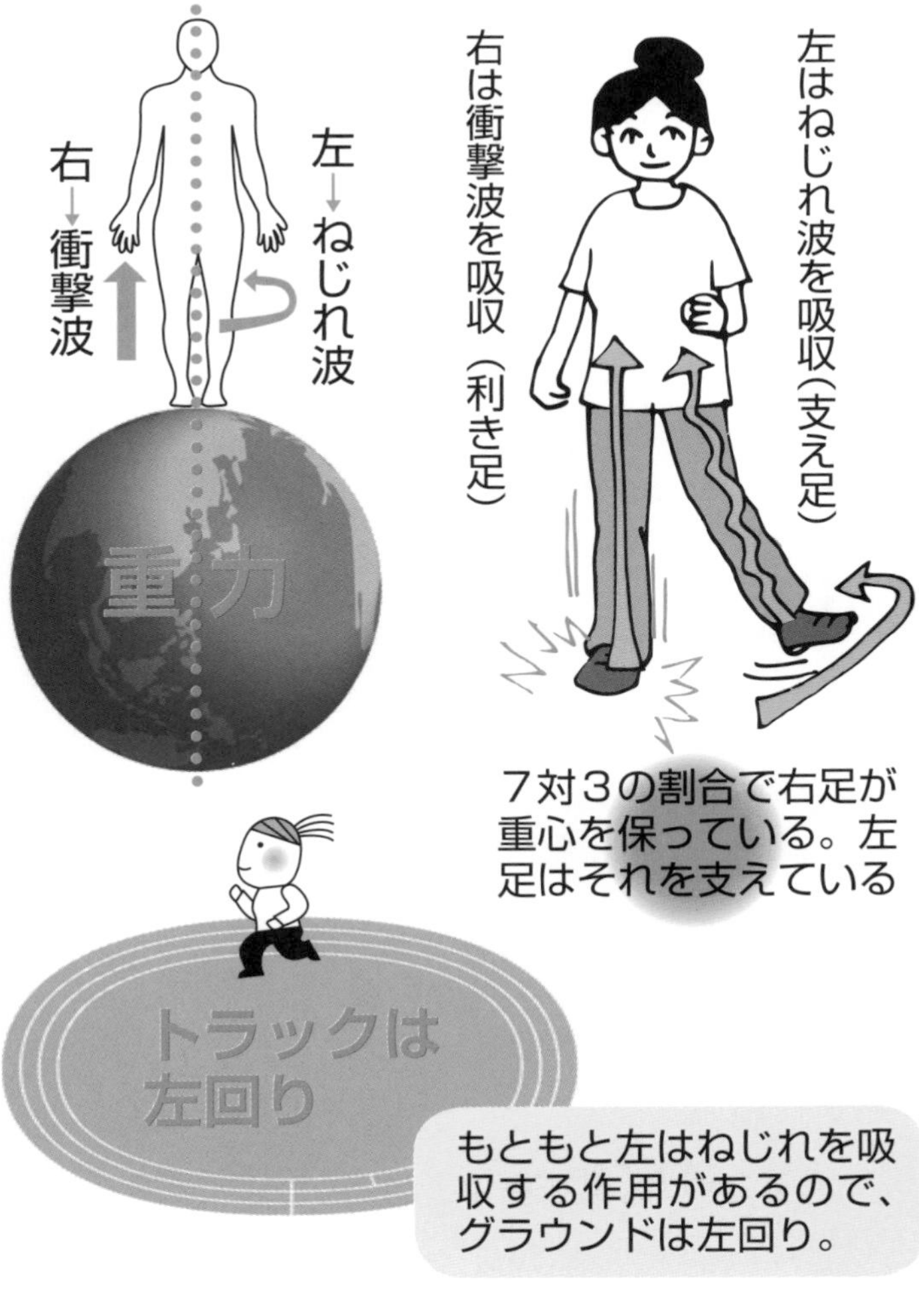
右↓衝撃波
左↓ねじれ波
重力
右は衝撃波を吸収（利き足）
左はねじれ波を吸収（支え足）
７対３の割合で右足が重心を保っている。左足はそれを支えている
トラックは左回り
もともと左はねじれを吸収する作用があるので、グラウンドは左回り。

野球のグランドや陸上のトラックも左廻り、また整体などで身体を矯正《きょうせい》するときなども左側を上にしてひねるときだけ「ボキボキ」という整復音《せいふくおん》がします。

地球が左回転（自転）することに合わせて人間の体も造られているのです。

本書はすべて「重力とのバランス医療」（未病医学）で説明していくので、この部分をもう少しわかりやすく、車の例で説明しておきます。車のタイヤの空気圧を右半身と捉え、過剰な衝撃波を吸収・無害化する役割を担っています。空気圧が多すぎても少なすぎても危険で、事故につながります。また車のハンドルのあそびを左半身と捉え、過剰なねじれ波を吸収・無害化する役割を担っています。

ハンドルのあそびが多すぎても少なすぎても危険で事故につながります。車の「タイヤ」も「ハンドル」も重力とのバランスを効率的（一本化）にすることで、時速二百キロから三百キロという猛スピードを出せるのです。

これと同じように「脊柱管狭窄症」においても、まず最初に人間の土台となる足裏から腰部の歪み（ズレ）と、踵からの過剰な衝撃を判断し、特に五十歳以降の女性ではこれに「ヘバーデン結節」を加えた診断（判断）が必要なのです。

男性にもはっきりした「仮称：足ヘバーデン」や「仮称：ひざヘバーデン」と共に「脊

柱管狭窄症」を発症している人が二割くらい見られます。

３　馬尾神経を痛めると重症化、専門医の受診が必要

脊柱管と呼ばれる神経の通り道が狭くなる「脊柱管狭窄症」は三つのタイプに分かれます。

①**神経根型**《しんけいこんがた》…神経根《しんけいこん》は左右の両側にありますが、どちらか一方の神経が圧迫される場合が多く見られます。圧迫された側に坐骨神経痛に似た痛みやしびれがお尻から足に現れます。進行すると間欠跛行が起こります。

②**馬尾型**《ばびがた》…多くの神経が束になっている馬尾《ばび》が圧迫されると左右両側に強い痛みやしびれが起こるほか、脱力感、マヒ、冷感、逆の灼熱感《しゃくねつかん》で足がほてったり、足の裏がジリジリして寝られないという場合があります。進行すると間欠跛行と共に尿が出にくくなったり、逆に頻尿《ひんにょう》や尿漏れ、さらには肛門付近がほてったり、男性の場合は陰茎勃起《いんけいぼっき》が起きたりすることもあります。

正常な腰椎の拡大断面図

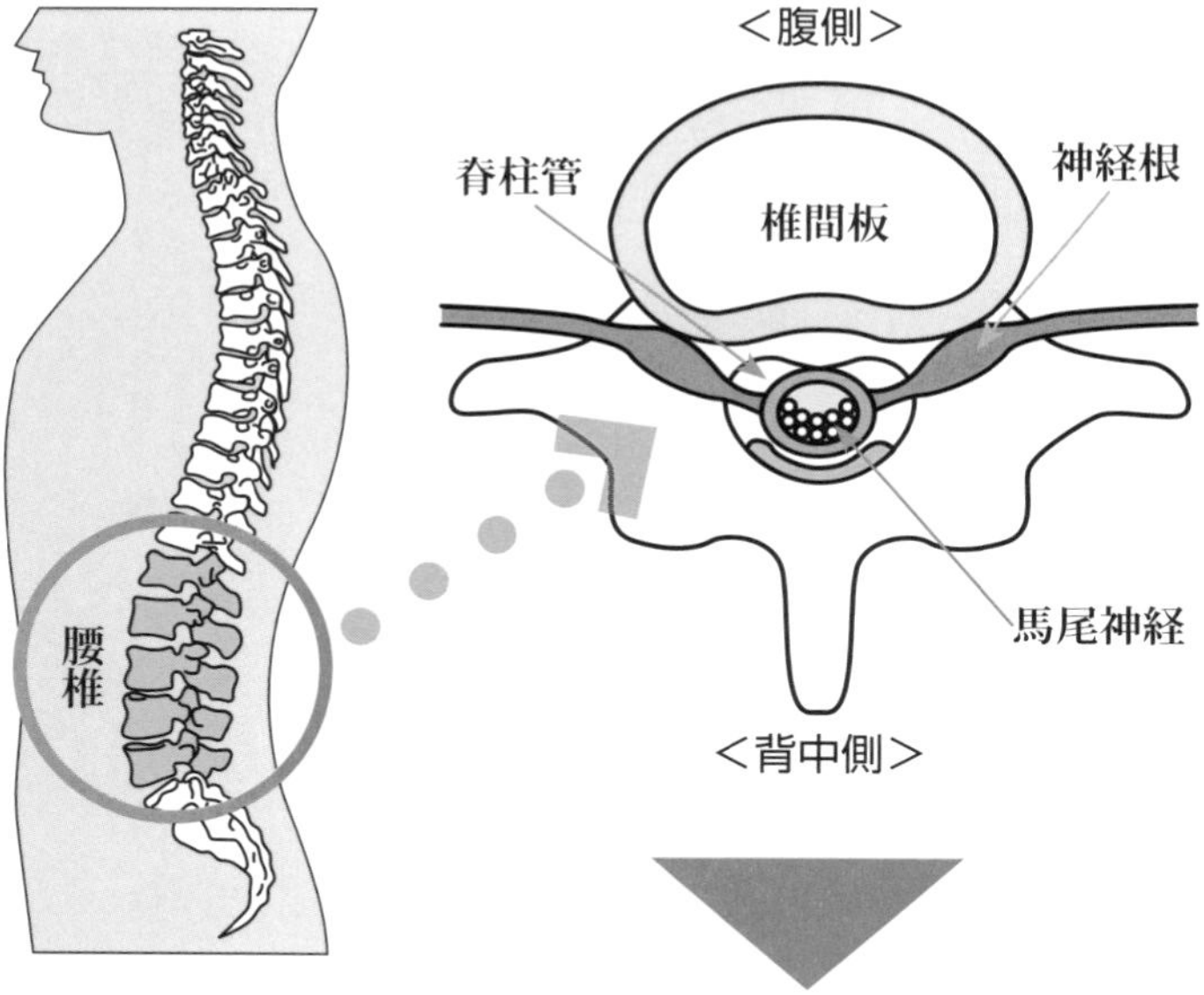

脊柱管が狭窄した腰椎断面図

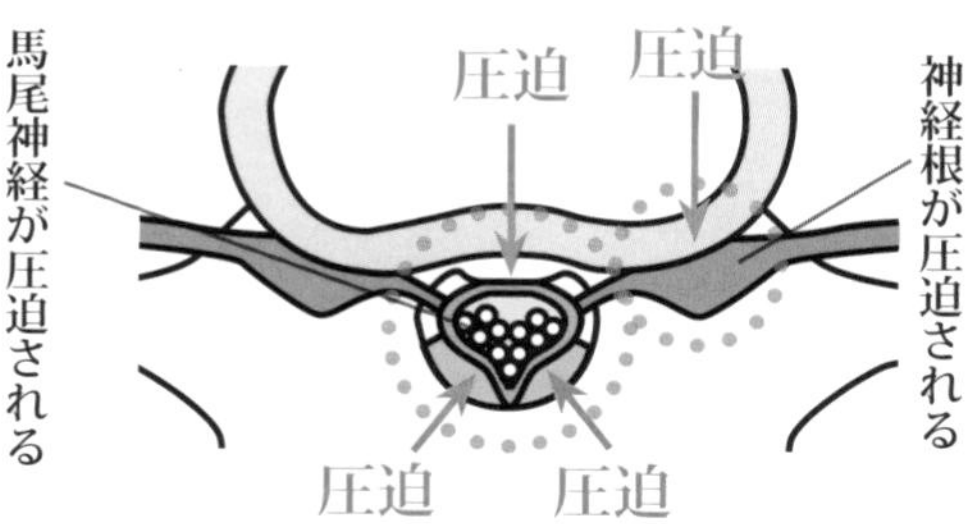

③混合型《こんごうがた》…混合型は文字通り「神経根型《しんけいこんがた》」と「馬尾型《ばびがた》」が合併したもので、両方の症状が現れます。中には腰痛はなくて、足先だけに痛みとしびれを訴える人もいます。

このような症状がある場合は早めに整形外科の専門医を受診し、狭窄以外の骨の異常がないか、ガンはないか、下肢《かし》の動脈が詰まる「慢性動脈閉塞症《まんせいどうみゃくへいそくしょう》」などの有無を確認することが必要です。

ここで重要なことは、いずれにおいてもなぜ、脊柱管が狭窄するのかです。そしてなぜ狭窄を発症する人と発症しない人とに分かれるのかを知ることで、根本療法となる「足裏のバランスと腰部のサラシ固定」による改善法とその理由が見えてきます。

4　脊柱管狭窄症のセカンドチェック

「脊柱管狭窄症」はすぐ命に関わるものではありませんが、症状で生活に支障が出てきます。

若いときからギックリ腰を繰り返していたり、慢性的な腰痛や「椎間板ヘルニア」で長期間悩んでいた人が五十～六十歳代から下肢に痛みやしびれを感じ始めたという方も多くいます。

中には腰よりもお尻から足にかけての痛みやしびれを強く訴える人もいます。歩くと痛みやしびれがあるので、どうしても家に閉じこもりがちになり、無理して家族や友人と出かけても途中でついていけないでだんだん出かけるのをためらうようになってしまいます。

老化現象だから仕方がない、手術するのは怖いと思い込んでいる人も多いようです。悩んでいるうちに徐々に歩きづらくなり、一気に筋肉量が減少し、老化現象も早まってしまいます（ロコモティブシンドローム）。

筋肉の減少は、歩行機能や筋力の低下を招きます。特に身体機能の悪化や著しく低下した状態を「サルコペニア」と呼びます。

「脊柱管狭窄症」がきっかけでこの「サルコペニア」の状態になってしまうと、日常生活にも支障をきたし、転倒して骨折し、寝たきりになってしまったり、歩かないため心筋《しんきん》梗塞《こうそく》や脳梗塞《のうこうそく》につながる恐れもあります。

このようにならないためにもう一度、**①足の異常（浮き指・外反母趾・扁平足）を確認してください。次に、②手の第一関節が太く変形する「ヘバーデン結節」、③親指の付け**

［ヘバーデン結節と脊柱管狭窄症のチェックポイント］

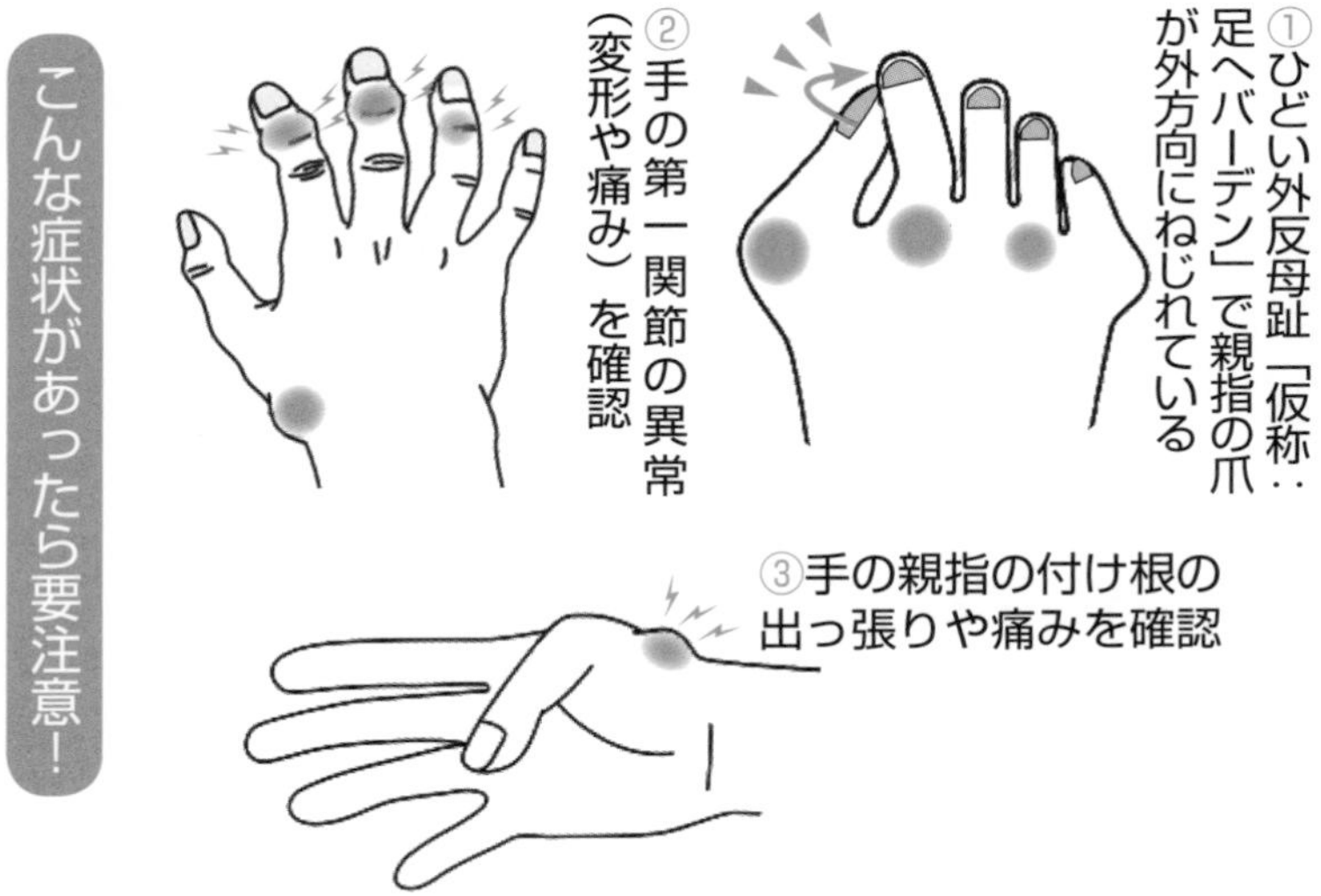
こんな症状があったら要注意！
①ひどい外反母趾「仮称：足ヘバーデン」で親指の爪が外方向にねじれている
②手の第一関節の異常（変形や痛み）を確認
③手の親指の付け根の出っ張りや痛みを確認

根が出っ張る「母指ＣＭ関節症」、さらに①にひどい外反母趾「仮称：足ヘバーデン」などを加えた診断（判断）で本当の原因を知ることです。

この〝真実〟はどの本にも書かれていないため繰り返し説明していきます。

本当の原因を見極めることで初めて適切な治療、後で説明する「治療の三原則」「未病の三原則」を行うことができ、新しい治療法と共に症状が改善し希望が見えてくるようになってきます。

次頁のチェック項目を参照しながら、新しい原因のチェックと今までの一般的なチェックとを比較したり、両方を合わ

■脊柱管狭窄症　カサハラ式10のチェックポイント

①□ 足に「浮き指」「外反母趾」「扁平足」などの異常がある

②□ 40歳以上の女性で手の第1関節が太く変形する「ヘバーデン結節」がある

③□ 手の親指の付け根にあるCM関節が出っ張って痛む「母指CM関節症」になっている

④□「ヘバーデン結節」が足に転移した、ひどい外反母趾（仮称：足へバーデン）がある（男性も含む）

⑤□ 原因不明の足の痛みや変形があり、歩くのがつらい

⑥□「変形性ひざ関節症（炎）」（仮称：ひざへバーデン）がある（男性も含む）

⑦□ 身長が5センチ以上縮み、姿勢も悪くなっている

⑧□ すでに変形性股関節症や頚椎症と診断されている

⑨□「ヘバーデン結節」の腰部への転移がイメージまたは理解できる

⑩□ 関節リウマチではないが複数の関節に慢性痛がある

■一般的な脊柱管狭窄症の5つのチェック

①□ 立っていると腰から足にかけて痛みやしびれが出る

②□ ちょっと長く歩いただけで痛みやしびれが出る

③□ 立ち止まったり腰かけて休むとまた歩けるなどの「間欠《かんけつ》跛《は》行《こう》」がある

④□ 出かけるのをためらい閉じこもりがちである

⑤□ 体力がなくなった、筋肉量が減り急に老化が進んだと思っている

せて原因を追究することです。

このように新しい診断（判断）法として、①「足」の異常と「脊柱管狭窄症」との関係、②「ヘバーデン結節」の腰部への転移と「脊柱管狭窄症」との関係を知ることが時代の変化に適応していくことなのです。

5　「脊柱管狭窄症」の本当の原因を知る

繰り返し説明しているように、「脊柱管狭窄症」と診断された人たちを調べると、三つの特徴とその合併症があります。

まずは①手の第一関節が太く変形する「ヘバーデン結節」、次に②手の親指の付け根が出っ張って痛む「母指ＣＭ関節症」（仮称：ＣＭ関節ヘバーデン）、それに③「ヘバーデン結節」が足に転移したひどい外反母趾「仮称：足ヘバーデン」とが共通点になっています。

そしてひざや股関節、腰部、背部、頚部《けいぶ》など複数の関節に慢性痛があります。この慢性痛こそ、「ヘバーデン結節」が転移した「変形性関節症（炎）」なのです。**関節によって症**

状の程度に個人差があるから分かりづらいだけなのです。

「ヘバーデン結節」が腰部へ転移すると腰部に「変形性関節症（炎）」が起こり、「腰部《ようぶ》脊椎症《せきついしょう》」と呼ばれる腰椎《ようつい》や椎間板《ついかんばん》の変形をはじめ、「腰椎分離症《ようついぶんりしょう》」「腰椎《ようつい》すべり症《しょう》」など原因不明の骨損傷《こつそんしょう》を起こしてしまうのです。

自分の体に照らし合わせると思い当たることが多いと思います。特に五十歳以上の女性では、「ヘバーデン結節」が足に転移したひどい外反母趾「仮称：足ヘバーデン」がある

［男性の浮き指と脊柱管狭窄症の関係］

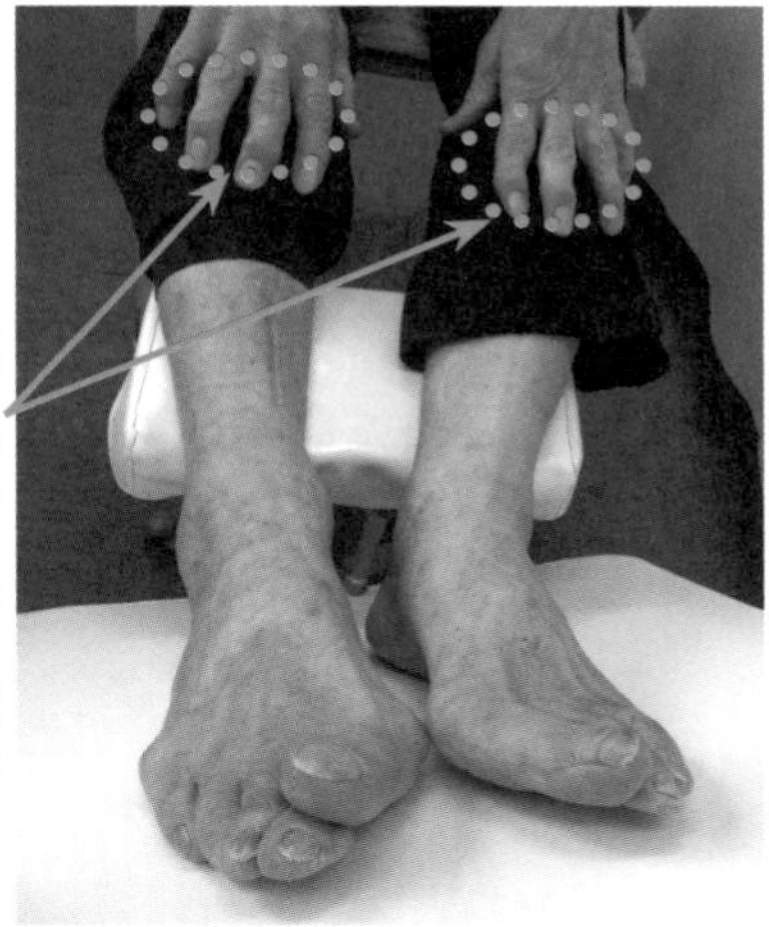

▲男性のひどい外反母趾「仮称：足ヘバーデン」による脊柱管狭窄症（70代男性）

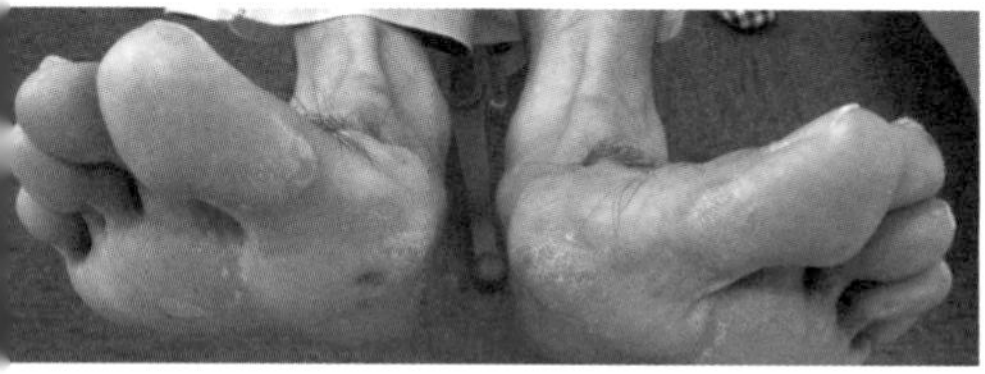

▲「仮称：外反浮き指」と「仮称：足ヘバーデン」による脊柱管狭窄症（50代男性）
※「仮称：外反浮き指」とは…外反母趾と浮き指が合わさった症状。

と足裏が不安定となり、これを補うため腰部に歪みやズレが起こります。

この歪んだり、ズレている腰部へ踵からの「過剰な衝撃波とねじれ波」という「介達外力」が繰り返され腰部に変形が起こります。

これに「ヘバーデン結節」が加わり、「変形性関節症（炎）」を伴って脊柱管狭窄症を起こしてしまうのです。これが女性に多い理由でもあります。腰部の歪みやズレだけでも「脊柱管狭窄症」は起こりますが、「ヘバーデン結節」の転移または腰部から発症することで、より重傷化させているのです。

男性の場合は浮き指により重心が踵に片寄り、踵からの介達外力が歪んだりズレている腰部へ繰り返され、様々な腰痛や「脊柱管狭窄症」を起こします。男性でも二割位の割合で「ヘバーデン結節」の腰部への転移や腰部からの発症が見られます。

６　発症の差から本当の原因を追究し仮説から立証へ

同じ人間なのに、同じような人生なのに、どうして「脊柱管狭窄症」を発症してしまう人とまったく無縁な人とに分かれてしまうのでしょうか？

前述したように**この差を追究しないのは空論であり、伝統医療の落ち度と考えています。**
また、この差を解明しないと正しい診断や治療、そして予防もできなくなってしまいます。
「脊柱管狭窄症」の原因を「加齢」「何かの原因」「原因は様々」「遺伝的要因」「骨粗鬆症」と曖昧にしてはいけないのです。これよりも優先しなければならない「診断法」「治療法」それに「予防法」があるのです。答えは「重力とのバランス医療」、これに五十歳以上では「ヘバーデン結節」の腰部への転移を加えた判断が必要です。

重要なこと、新しい判断法なので繰り返し強調しなければなりません。「脊柱管狭窄症」と診断された人たちを調べると、「ヘバーデン結節」が足に転移したひどい外反母趾「仮称：足へバーデン」による重心の踵への片寄りとその左右差が見られます。

この足裏の不安定を腰部で補うため、腰部にも不安定となる歪み（ズレ）が起こり、ここへ踵からの突き上げ「過剰な衝撃波とねじれ波」という介達外力が伝わり、これが日常生活（環境条件）の中で反復され、原因のはっきりしない腰痛が起こります。これに「ヘバーデン結節」による「変形性関節症（炎）」が加わり、「脊柱管狭窄症」を起こすのです。

特に男性の場合は「浮き指」に伴う、ひざの反りすぎ「反張《はんちょう》ひざ」が隠れた原因になっています。まずは「足」に本当の原因が隠れていたということです。

[足ヘバーデンとひざ、股関節、腰、背骨、首の関係]

40歳以上のひどい外反母趾→「仮称：足ヘバーデン」

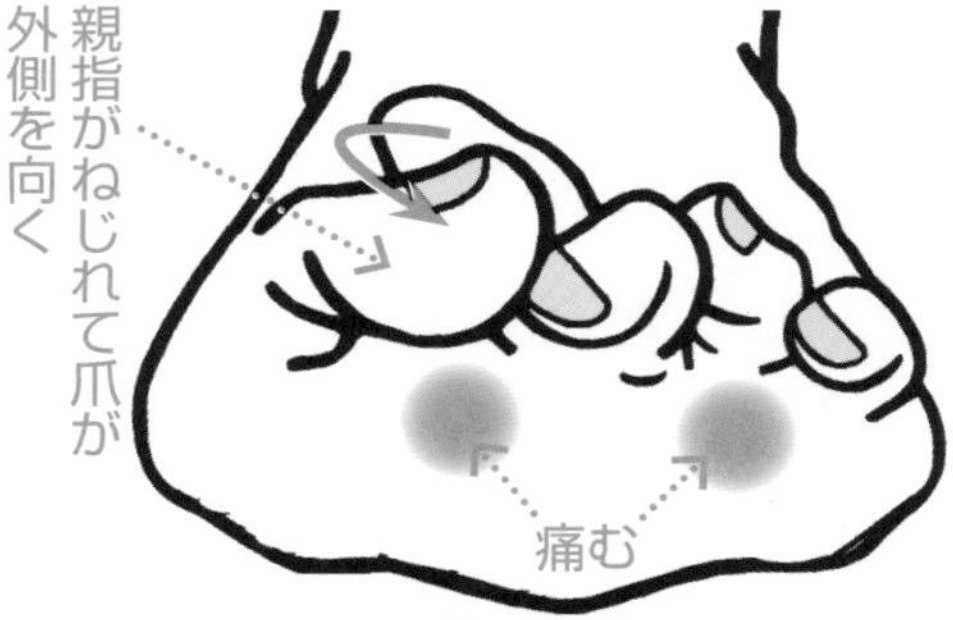

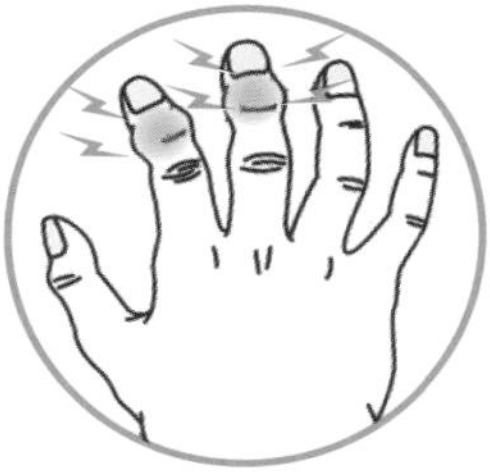

◀「ヘバーデン結節」は足にも起こる

「ヘバーデン結節」は足以外の他の関節にも転移し、慢性痛を起こしている。関節リウマチと区別。

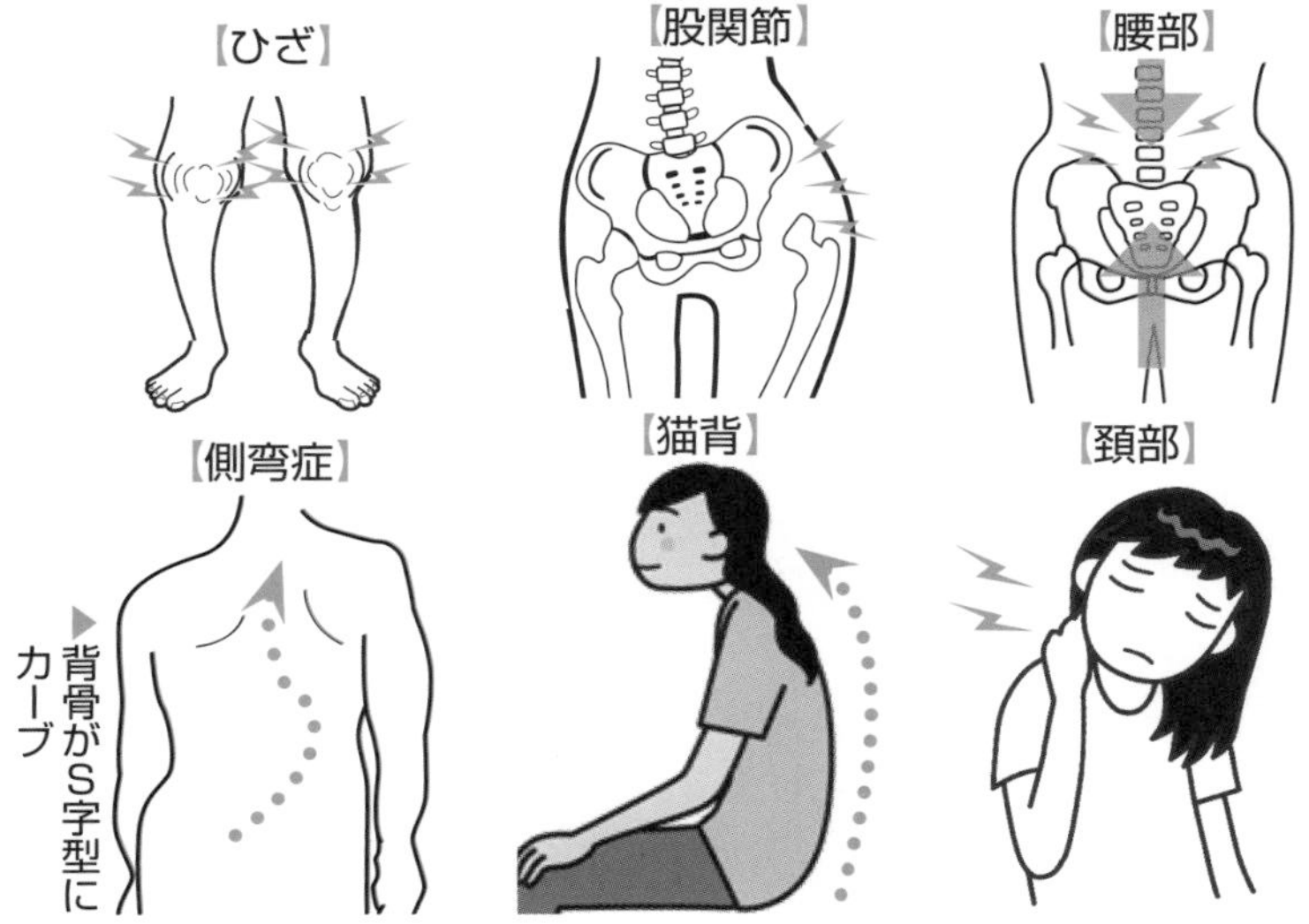

女性と同じように「手」の第一関節が太く変形する「ヘバーデン結節」の腰部への転移や腰部からの発症が隠れている場合が多く見られます。

「ヘバーデン結節」が手の親指の付け根に転移すると、親指の付け根にある「CM関節」が出っ張って痛む「母指CM関節症」が起こり、足に転移するとひどい外反母趾（仮称：足ヘバーデン）になります。四十歳からのひどい外反母趾は「仮称：足ヘバーデン」、または「カサハラ外反結節」と呼んでいます。

今まで思い込んでいた一般的な外反母趾とは異なります。これも新しい考えなのです。

「仮称：足ヘバーデン」は足の様々な痛みの隠れた原因になっているほか、変形性ひざ関節症や股関節、腰部、背部、頚部など複数の関節にも転移し、原因不明とされる慢性痛を起こしています。

この慢性痛こそ「ヘバーデン結節」の転移による「変形性関節症（炎）」なのです。「ヘバーデン結節」は「関節リウマチ」とは異なりますが軟骨がもろい、変形しやすい、疲労骨折（いつのまにか骨折）を起こしやすいという共通点があります。

関節の部位や「変形性関節症（炎）」の程度による個人差があるので分かりづらいのです。

五十歳以降の女性で「ヘバーデン結節」が歪みやズレのある腰部へ転移すると腰部に「変

形性関節症（炎）」が起こります。

これが「腰部脊椎症」と呼ばれる腰椎や椎間板の変形を起こす原因になっているのです。これを「仮称：腰ヘバーデン」と呼び、一般的な腰痛と区別しています。

五十歳以降の女性で「腰椎分離症」「腰椎すべり症」「椎間板ヘルニア」と診断されている人の多くに「ヘバーデン結節」の転移が見られ、より重症化させています。「仮称：腰ヘバーデン」のひとつとして「脊柱管狭窄症」が起こっているという仮説を立てています。

自分の体に照らし合わせると、一致する人が多くいると思います。この一致する割合が常に九十％を越えているようならひとつの立証になると言えるのではないでしょうか。

７　椎間板ヘルニアと脊柱管狭窄症との違い

坐骨神経痛を引き起こす腰部脊椎症の代表的な二大疾患が「椎間板ヘルニア」と「脊柱管狭窄症」です。この違いを見極めることも必要です。

椎間板ヘルニアは若い世代にも多く、激しいスポーツをする中学生や高校生にも見られます。中高年では腰に負担のかかる中腰の姿勢を長年取り続けてきたことやぎっくり腰を繰り返してきたことで発症する場合が多く見られます。

症状は常に痛みやしびれがあり、痛みは寝ていても座っていてもあまり変わりがなく、脚がつることもあります。

進行すると腰の骨と骨の間にあってクッションの役割をする椎間板の中にある髄核《ずいかく》が外へはみ出し、周辺の神経を圧迫することで、強い痛みや坐骨神経痛を起こし、圧迫された側にお尻から足にかけた痛みやしびれが起こります。

左右のどちらかに起こることがほとんどで、右側は踵からの「過剰な衝撃波」を受け椎間板が圧迫され発症する場合が多く、左側は歩行時の「過剰なねじれ波」を受け骨盤や腰部の歪み（ズレ）により発症する場合が多く見られます。

五十歳以上の女性ではこれ以外に腰椎すべり症、腰椎分離症と共に「ヘバーデン結節」の腰部への転移を加えた判断が必要です。

一方、脊柱管狭窄症は中高齢者に多く、寝ているときや座るなど休息しているときは楽になるのが特徴です。椎間板ヘルニアと異なり、脊柱管の中にある神経が圧迫されることでお尻から足にかけて痛みやしびれが起こり、「間欠跛行」になるのが最も大きな特徴です。圧迫された位置によって神経根型、馬尾型、混合型の異なる症状が出ます。

[椎間板ヘルニアと脊柱管狭窄症の比較表]

[椎間板ヘルニア]	[脊柱管狭窄症]
①若い世代では激しいスポーツと共に浮き指の人に多く、急に悪化することが多い	①若い世代では見られない。何年もかかって悪化する
②中高年では浮き指に中腰の姿勢で腰部に重力の負担が集中することで発症	② 50 歳以上の女性に多いが 70 歳以上に最も多く発症
③休息していても常に痛みやしびれがある。歩くのが苦痛である	③間欠跛行があり、休息すると痛みやしびれが治まり、再び歩けるようになる
④左右片側に坐骨神経痛が起こることがほとんど	④神経の圧迫によって症状が異なり、重症化すると両側に脱力感、マヒが起きたり、足や肛門付近がほてる
⑤ぎっくり腰を繰り返したり、以前より腰椎すべり症、分離症があり、これに 50 歳以上では「ヘバーデン結節」が転移したことが推測できる	⑤明らかに「ヘバーデン結節」の腰部への転移が推測できる。また腰に痛みはなくても足先（足指）だけに痛みやしびれが続く

脊柱管狭窄症とすでに診断されている七十歳以上の女性を調べると手には「ヘバーデン結節」があり、足には「ヘバーデン結節」が転移したひどい外反母趾（仮称：足ヘバーデン）が見られ、足関節やひざ関節にも転移した「変形性関節症（炎）」があるなど、複数の関節に慢性的な腫れや痛みがあります。

このことから推測すると、「ヘバーデン結節」の腰部への転移により「変形性関節症（炎）」が起こり、脊柱管が狭窄したものと考えざるをえません。

新しい考え方などで理解できない場合は推測や仮説として捉え、「ヘバーデン結節」の確認と症状とが一致するかどうかを調べていただきたいのです。

8　骨粗鬆症が脊柱管狭窄症の原因ではない

腰痛の原因を「骨粗鬆症」と誤解している人がいますが、実はあまり関係がありません。ほとんどの人が「骨粗鬆症」を誤解しています。大根に〝す〟が入ったようにもろくなり、これが原因となりわずかなことで骨折したり背骨がつぶれると思い込んでいるようです。わずかなことで骨折したり背骨がつぶれるのは骨粗鬆症ではなく、それより足裏の不安定が関係している場合が多いのです。浮き指や外反母趾、扁平足があるとこれを補うため腰部や背部に歪みやズレが起こります。

そこへ踵重心のため、踵からの突き上げ「過剰な衝撃波とねじれ波」という介達外力が日常生活の中で反復され、自覚がないまま少しずつ変形や骨破壊が進行していくのです。この段階ではまだ痛みもなく「未病《みびょう》」状態ですが、すでに九十%の損傷が潜在的《せんざいてき》に蓄積しているのです。

この九十%の損傷が潜在的に蓄積しているところへ、ほんのわずかな外力となる尻もちやクシャミが残りの十%の外力となって、結果的に画像診断ですぐ分かるような百%の損傷になってしまうのです。

腰痛や背部痛が起こったら骨粗鬆症よりも、まず先に足を見て、足（踵）からの「過剰な衝撃波とねじれ波」という介達外力を疑うのです。

五十歳以上ではこれに「ヘバーデン結節」が腰部や背部に転移し、重症化させていることも疑うのです。

なぜなら、骨粗鬆症だけが原因となる腰痛や背部の圧迫（つぶれ）、椎間板ヘルニア、脊柱管狭窄症はあまり見られないからです。それよりずっと多いのが足裏の不安定と「へバーデン結節」です。

優先して考えることは骨粗鬆症よりも「ヘバーデン結節」の転移が「変形性関節症（炎）」を起こし、骨破壊や骨のトゲ（骨棘《こっきょく》）ができ「変形性脊椎症」を起こしているということです。

「変形性脊椎症《へんけいせいせきついしょう》」は神経が通る管を狭く（狭窄）するので、神経を圧迫します。

これが「脊柱管狭窄症」の隠れた原因になっているという知識をもって、自分の体に照らし合わせてみると理解しやすいのです。

「ヘバーデン結節」が腰部に転移した「脊柱管狭窄症」は重症化させることが多く、さらに悪化すると脊髄《せきずい》マヒを起こす「後縦靭帯骨化症《こうじゅうじんたいこつかしょう》」にまで進行し、手術後の経過が思わしくなく症状が残ったり、再発する場合も多くあるようです。

9　足から全体的（トータル的）に診る時代

・なぜ、「脊柱管狭窄症」を発症する人と発症しない人に分かれるのか？
・なぜ、同じような治療して三ヵ月位で改善する人となかなか改善しない人とに分かれるのか？
・なぜ、何年も長期にわたり治療しても逆に悪化する人とに分かれるのか？
この違い（差）はどこにあるのでしょう。私はこの違い（差）を長年研究し、「足裏の異常」と「ヘバーデン結節の転移」にたどりつきました。

地球は重力で成り立っている、その中に住む人間も重力とのバランスを効率的に保つことによって生かされているので、その重力とのバランスを一番多くコントロールしている所が人間の土台となる「足（足裏の機能）」なのです。

ですから、「足（足裏）」から脊柱管狭窄症の原因を追究しなければならないのです。しかし、**これまで「足は足」・「腰は腰」というように部分的（ミクロ的）に細胞レベルで別々に医療が行われてきたため、本当の原因にたどりつけなかったのです。**

部分的（ミクロ的）に診るよりも全体的（トータル的）に診ることが重要です。

全体的（トータル的）に診る、ということは足（足裏）から腰部を重力とのバランスで診るということなのです。

重力の中では負傷の瞬間を特定できない（原因のはっきりしない）一般的な腰痛も「脊

柱管狭窄症」も、人間の土台となる足裏の異常（浮き指、外反母趾、扁平足）から診ていかないと本当の原因が曖昧になるほか、治療法も**「固定」**をしない曖昧な治療で終わってしまい、その結果、長年治療したにもかかわらず改善しないのです。**だから私は「足を診ずして腰痛治療はありえない」と申し上げているのです。**

［カサハラ理論］

①まず、足裏に異常があると、重心の踵への片寄りとその左右差により足裏が不安定になります。この足裏の不安定を腰部で補い、歪みやズレが起こります。積み木の一段目が不安定だとその上部はくずれないように反対に傾き歪みやズレが起こります。⬇**「構造学的な歪み（ズレ）」**

②次に人間は建物と違って「歩く」という動作が加わり、体の重心が踵へ片寄っていると足裏の免震機能が著しく低下します。歩くたびに踵からの「過剰な衝撃波とねじれ波」という介達外力が歪みやズレのある腰部へ多く伝わってしまいます。⬇**「過労《かろう》学的《がくてき》損傷《そんしょう》」**

③そして日常生活やスポーツ・仕事などで無意識のうちに反復。損傷が蓄積され限界を超えたとき、様々な腰痛や変形性脊椎症を起こし、そのひとつとして「脊柱管狭窄症」が起こってくるのです。たった一回の衝撃波とねじれ波は弱いものであっても、三年、五年と

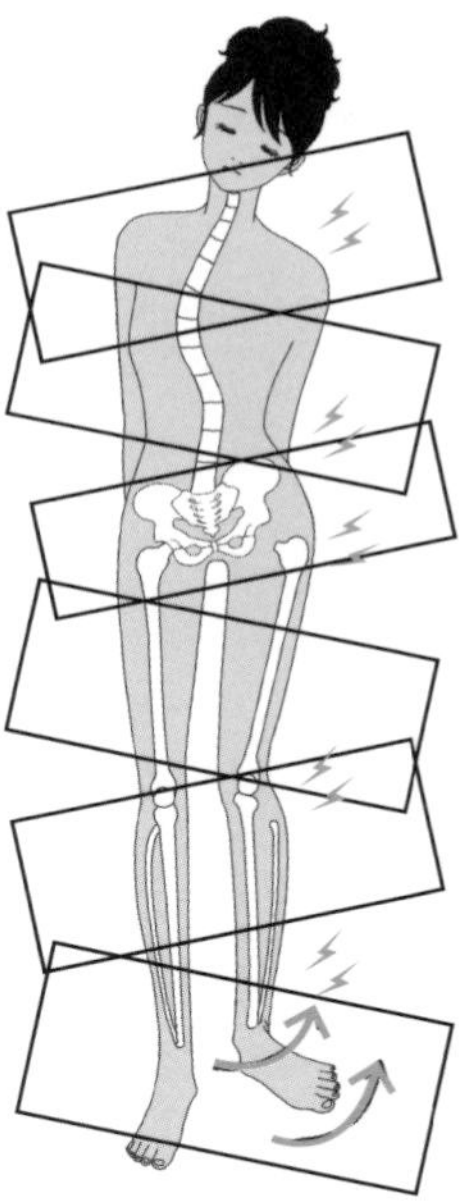

足裏の不安定に比例して、体に歪みやズレが発生し姿勢も悪くなる。

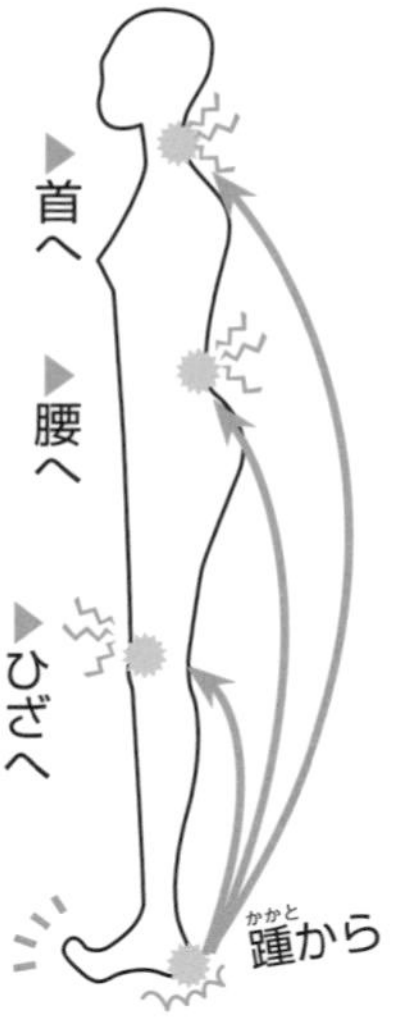

▲外反母趾・浮き指・扁平足・「仮称：足へバーデン」

不安定な足裏での歩行では、踵からの過剰な衝撃とねじれが歪みやズレの大きい関節に強く伝わる。

反復されると大きな破壊のエネルギーとなるのです。⬇「環境学《かんきょうがく》的条件《てきじょうけん》」

④脊柱管狭窄症の原因を追究する前提として、生まれつきや遺伝性などを加えた判断を取り入れていくのです。⬇「先天的要因《せんてんてきよういん》」

⑤原因や診断の最後には、「ヘバーデン結節」の腰部への転移やケガ、関節リウマチ、ガンなど病的要因などを加え、総合的、全体的（トータル的）に判断していくことが今求められているのです。⬇「後天的要因《こうてんてきよういん》」

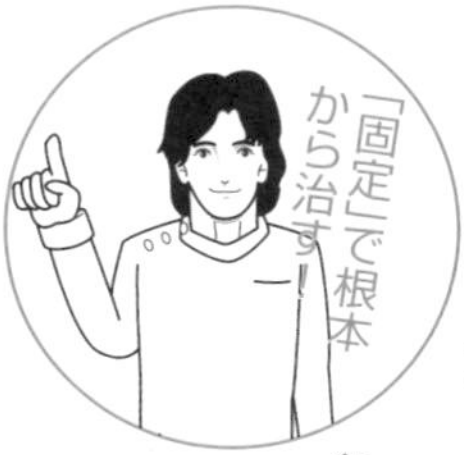

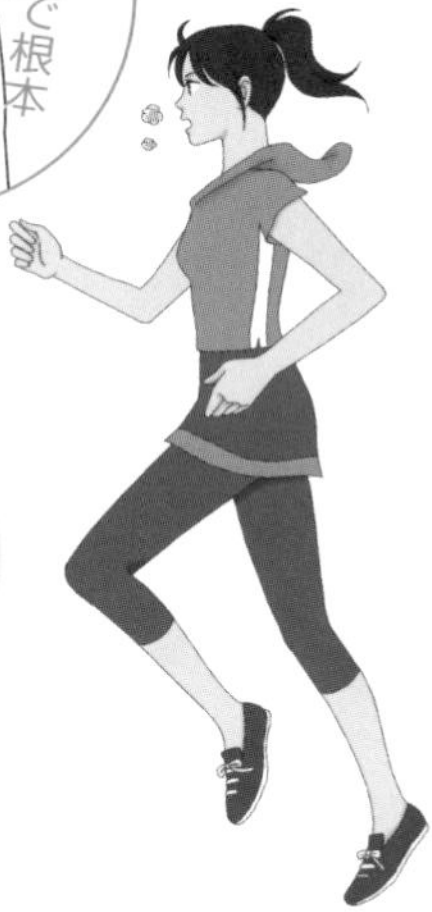

足裏が不安定なままでの運動や立ち仕事などで①の「構造学的な歪み（ズレ）」と②の「過労学的損傷」が繰り返され、痛みや変形、脊柱管狭窄症などが起こる。

そして同じような治療をしてもまったく改善しない人や長年治療を続けても悪化する人との差は「固定」をしない曖昧な治療にあるのです。この理論は今後、伝統治療の学問的裏付けとなるはずです。なぜなら、この理論（学問）なくしては進歩しないからです。

新鮮な損傷に対する固定学はすでに確立され理論の裏付けと共に高度な医療が提供されています。しかし負傷の瞬間を特定できない痛みや原因のはっきりしない損傷に対する「固定学」は今までなかったのです。

ケガなど新鮮な損傷と原因のはっきりしない脊柱管狭窄症を比較した場合、どちらも細胞損傷の程度と損傷度の深さは同等。よって脊柱管狭窄症においても同等に固定をするか、むしろそれより長期間の固定が必要なのです。

これまで固定で治したり改善させたり、という経験が不足しているため、「固定で治す」という概念すらなく、そのため根本治療につながらないと思うのです。

10 「ヘバーデン結節」は腰や複数の関節にも転移!?

「ヘバーデン結節」とその「転移」を知らないと医療として成立しない時代なのです。原因もなく、いつの間にか起こる「変形性関節症（炎）」に伴う痛みや腫れ、変形の正体を知らないと医療に疑問や矛盾が残り、患者さんに大きな不利益を与えてしまいます。

［ヘバーデン結節は体全体に“転移”する］

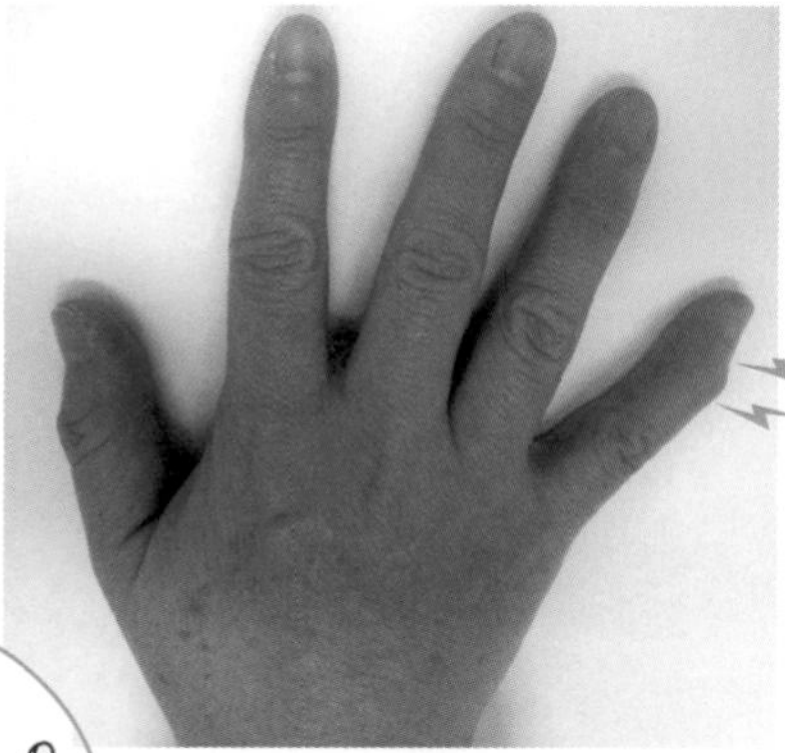

①ヘバーデン結節（初期）…
最初は１本の指から始まる

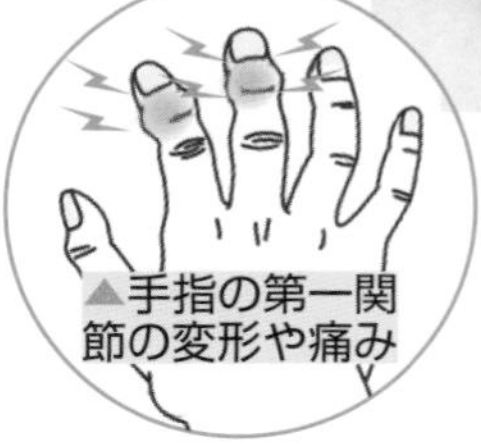

①「ヘバーデン結節」とは手の第一関節がコブのように太く変形してしまう病気です。最初一本の指から始まり、一年間位で痛みと変形が止まり、安心している

と別の指へ次々と「転移」していきます。
②十年から十五年で両手の複数の指に「転移」していき、中には全部の第一関節が太く変形してしまう人もいます。進行すると指が横に曲がり、物を取るときぶつかり、捻挫を繰り返すことで悪化していきます。「ヘバーデン結節」は小さな関節ですが「変形性関節症（炎）」なのです。

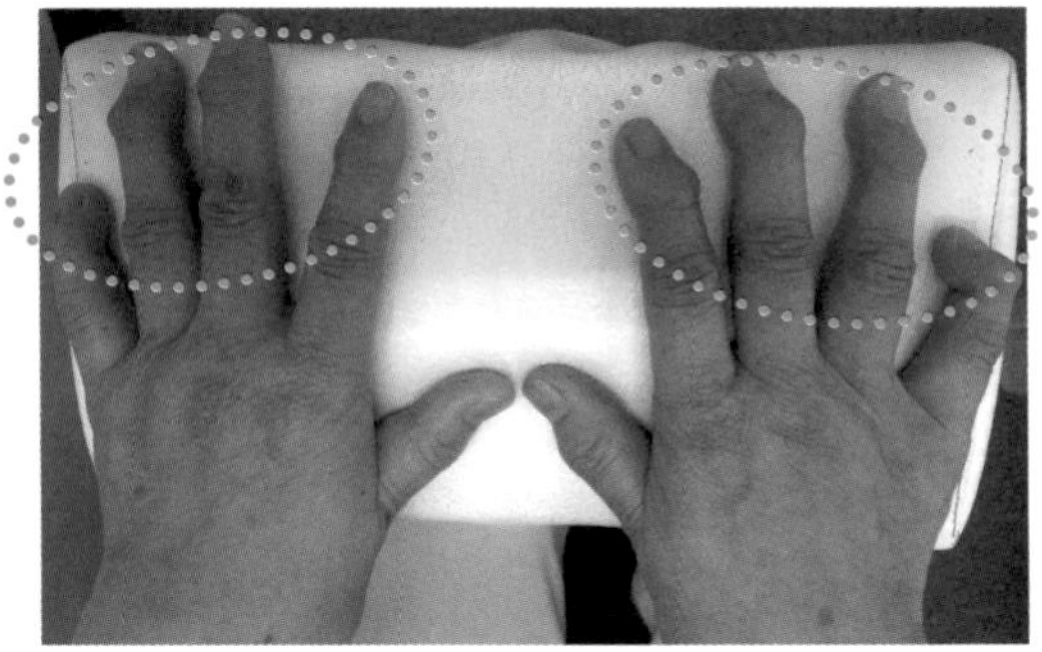

②ヘバーデン結節（中後期）…
10～15年で全部の指に広がる

③この「ヘバーデン結節」が中指や薬指の第二関節に「転移」し、太く変形した状態は「ブシャール結節」と呼ばれています。第二関節が太く変形していることに気付かず指輪が抜けなくなり、慌てる人もいます。関節リウマチとは区別しています。
④「ヘバーデン結節」が手の親指の付け根にあるＣＭ関節（母指手根中手関節《ぼししゅこんちゅうしゅかんせつ》）に「転移」すると痛みや出っ張り（亜脱臼《あだっきゅう》）が起こってきます。関節リウマチでも起こりますが、「ヘバーデン結節」がＣＭ関節に「転移」した場合を**「仮称：ＣＭ関節ヘバーデン」**と呼び、

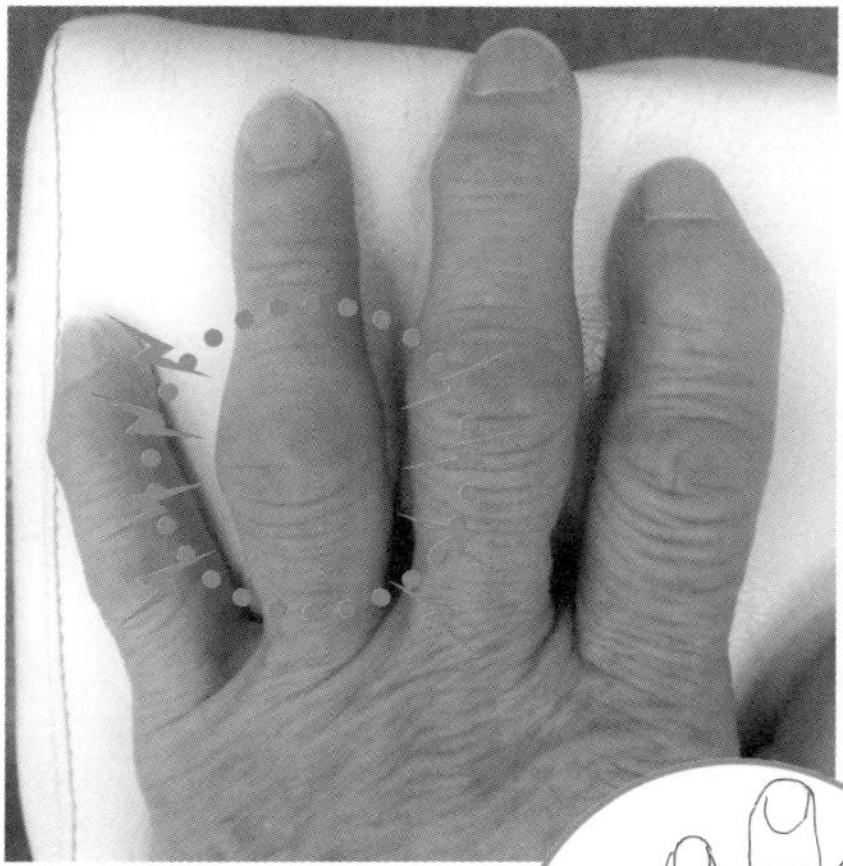

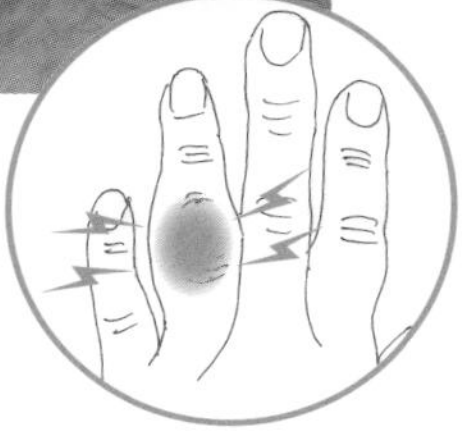

③ブシャール結節…中指や薬指の第２関節が太く変形

関節リウマチと区別しています。特徴はわずかな手作業でもすぐ痛くなり、手に力が入らず悩んでいる方が多くおられます。

⑤手に起こった「ヘバーデン結節」がバランスの悪い足に「転移」すると、親指と共に爪も外方向へねじれて変形するひどい外反母趾が起こり、私はこれを「仮称：足ヘバーデン」と呼んでいます。

四十歳以上のひどい外反母趾は「ヘバーデン結節」が足に「転移」した「仮称：足ヘバーデン」だったのです。しかしこの真実はまだまだ知られていません。自分や家族、知人の手と足を見て、この真実を見極めることが必要です。「ヘバーデン結節」が足に「転移」したひどい外反母趾「仮称：足ヘバーデン」または「外反カサハラ結節」は足の様々な痛みやトラブルの隠れた原因になっています。
⑥「仮称：足へバーデン」と共に、足の第二指の付け根が痛んだり赤く腫れる症状を「仮称：第《だい》二《に》中足骨頭《ちゅうそくこっとう》へバーデン」と呼び、若い人に多い「フライバーグ病」や「第二ケーラー病」とは区別しています。また関節リウマチとも区別しています。
⑦「仮称：足へバーデン」と共に足の第四指の付け根がチクチク痛む症状を「仮称：ヘバモートン」と呼び、神経腫《しんけいしゅ》が原因となる「従来のモートン病」とも区別しています。この

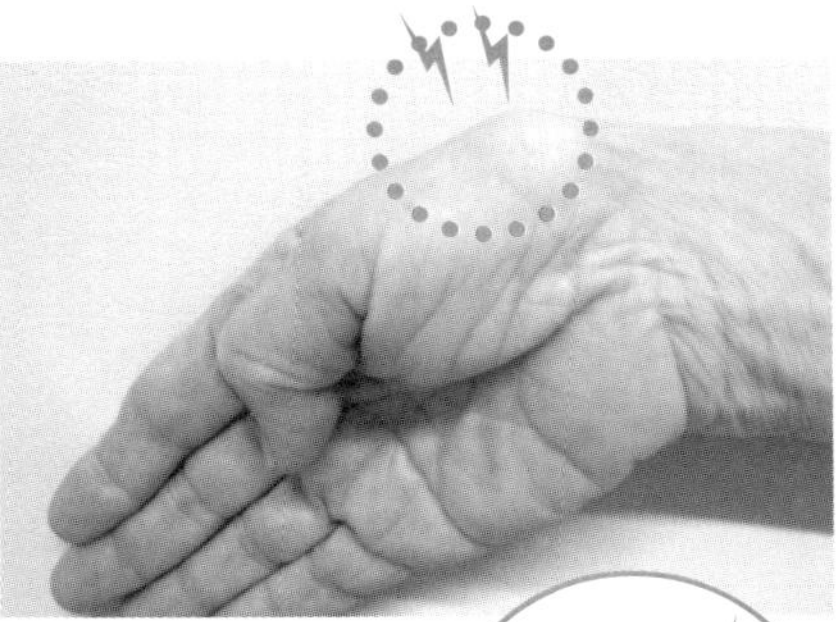

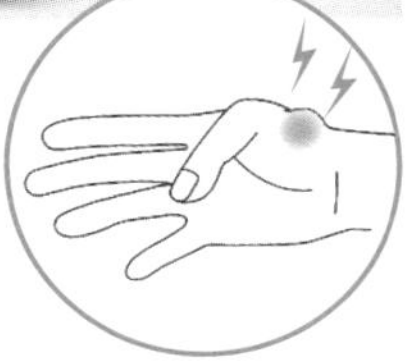

④母指CM関節症（仮称：CM関節へバーデン）…親指の付け根の骨の出っ張りや痛み

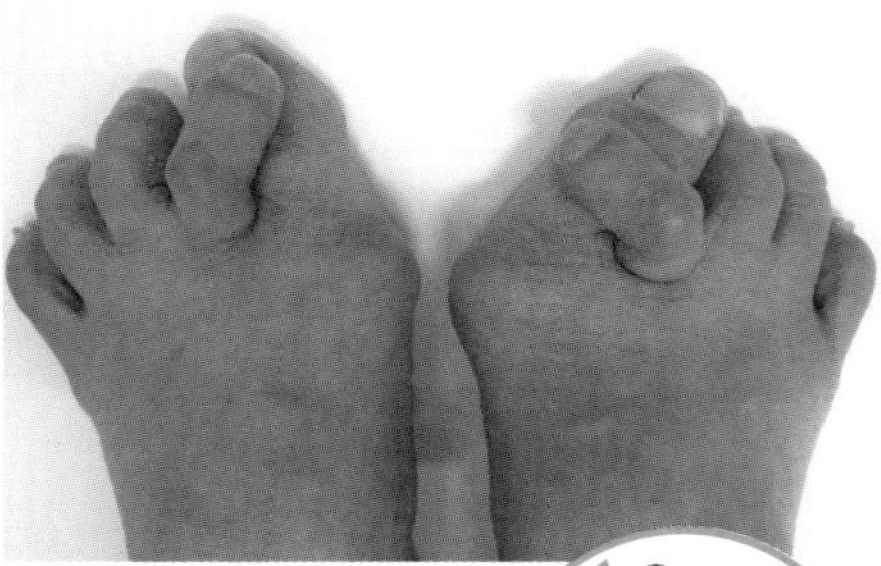

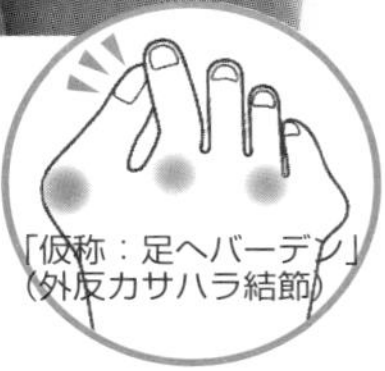

⑤ひどい外反母趾「仮称：足へバーデン」…親指がねじれて爪が外側を向く

ほか甲が高くなり痛む場合や足裏の分厚いタコも「ヘバーデン結節」が隠れた原因になっています。

⑧「ヘバーデン結節」がバランスの悪い足関節《そくかんせつ》に「転移」すると「変形性関節症（炎）」が足関節に起こり、痛みと腫《は》れが長く続きます。そしてサラシ固定をしない限りなかなか治りません。悪化すると「外反足《がいはんそく》」（足の裏が外方向を向き足関節がズレる）のように足関節自体が変形してしまいます。**私はこれを「仮称：足関節《そくかんせつ》ヘバーデン」と呼び、**関節リ

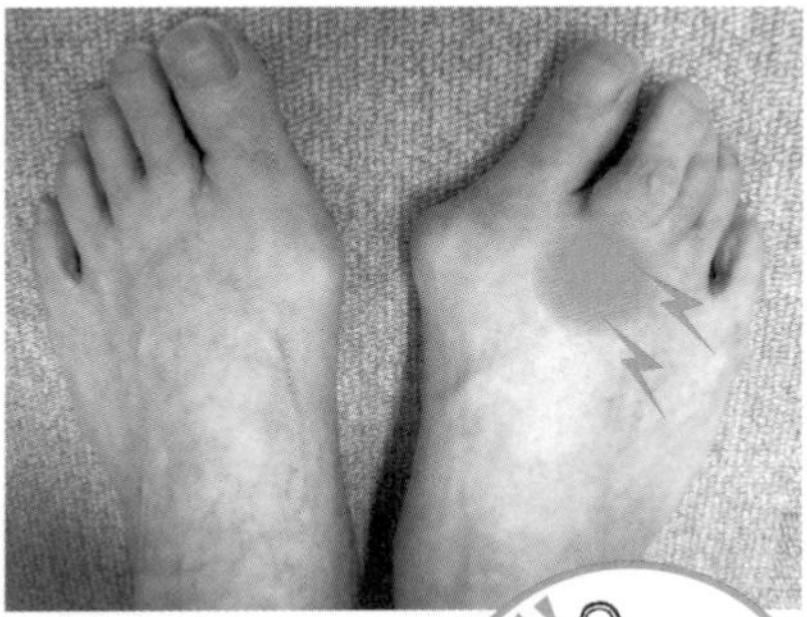
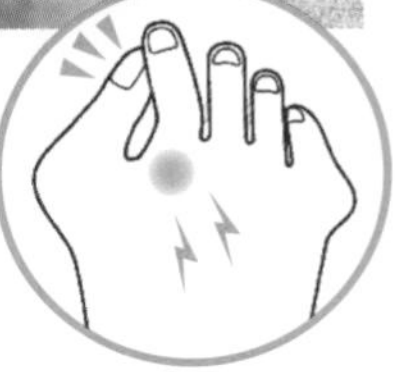

⑥仮称：第２中足骨頭ヘバーデン…足の第２指の付け根の痛み

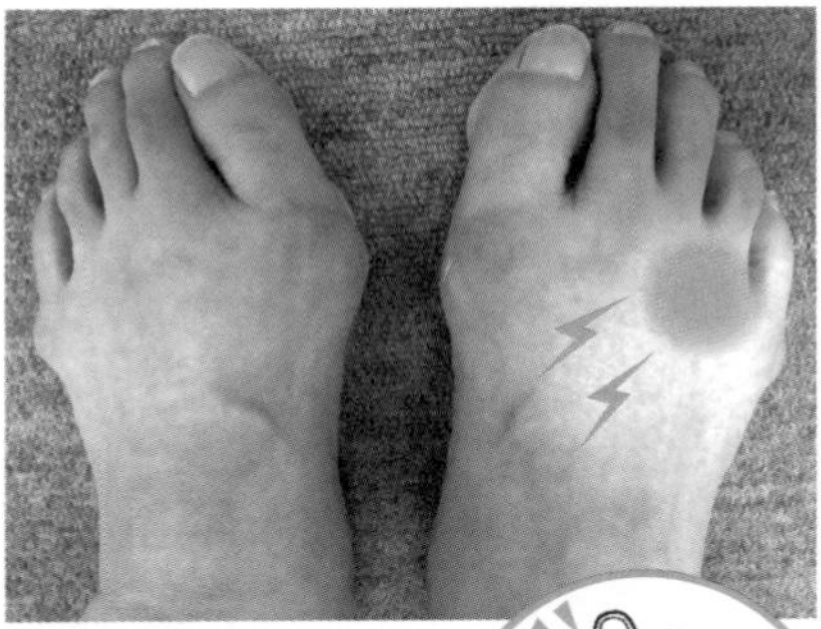
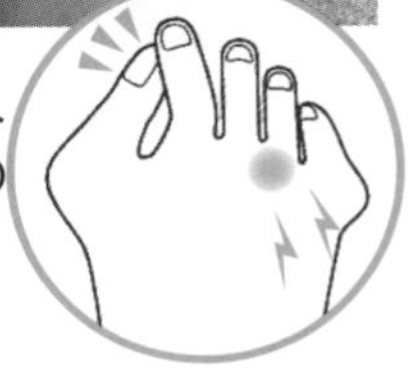

⑦仮称：ヘバモートン…足の第４指の付け根の痛み

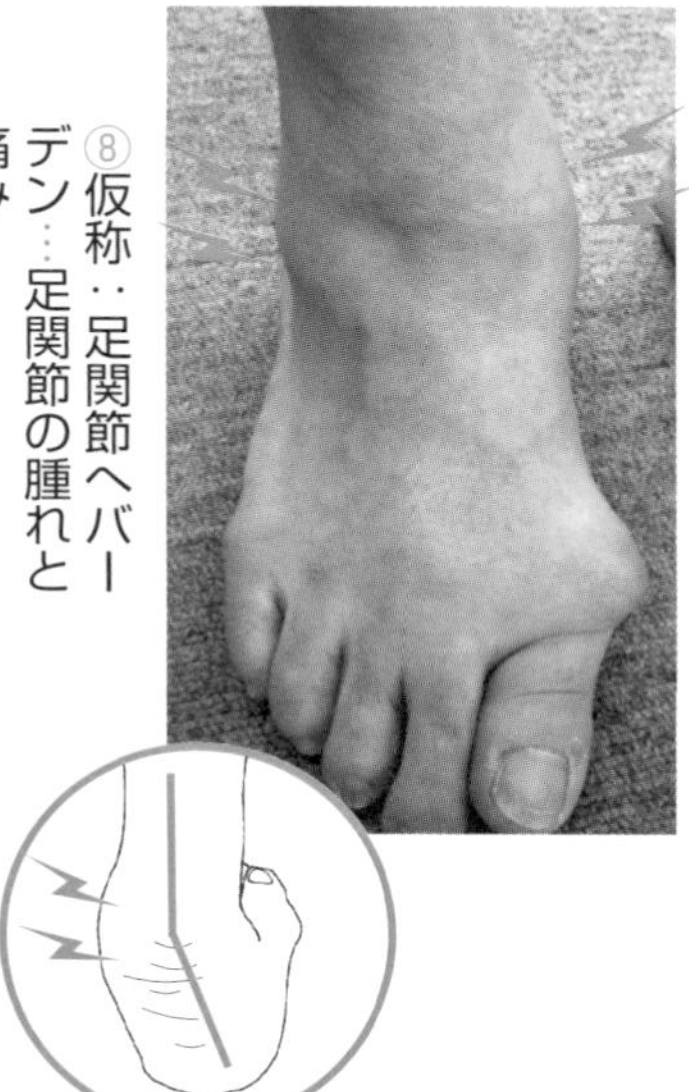

⑧仮称：足関節ヘバーデン…足関節の腫れと痛み

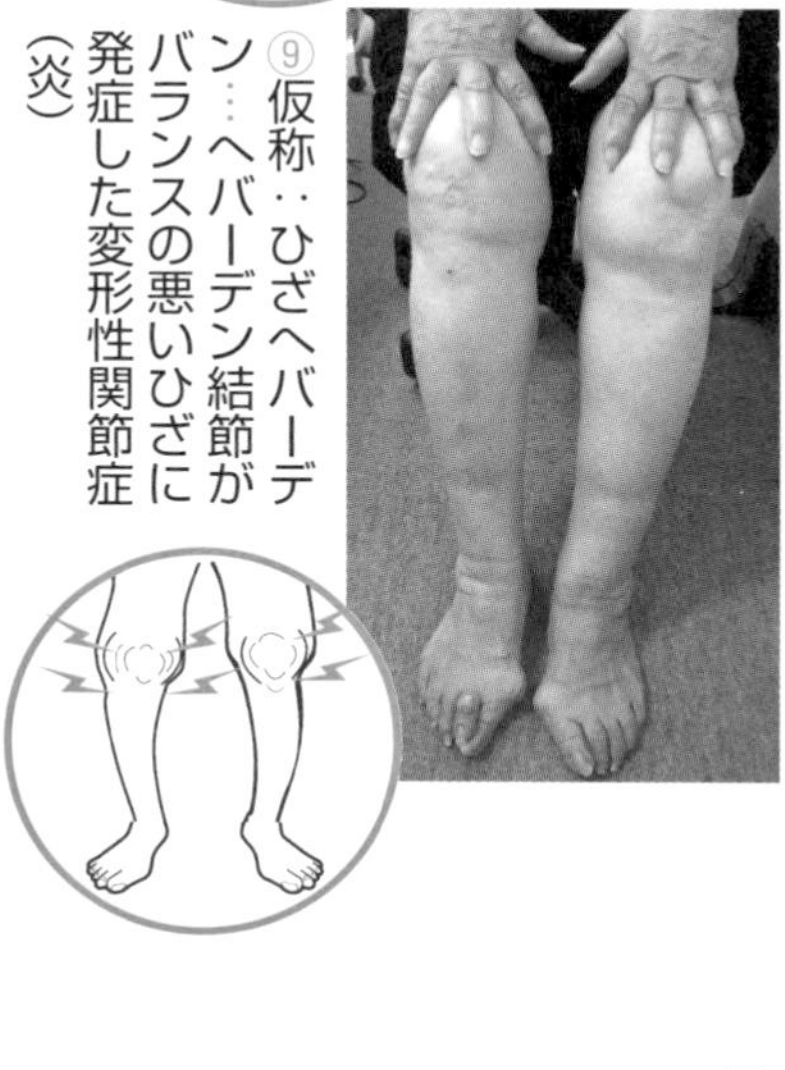

⑨仮称：ひざヘバーデン…ヘバーデン結節がバランスの悪いひざに発症した変形性関節症(炎)

ウマチやその他の病気と区別しています。

⑨「ヘバーデン結節」がバランスの悪いひざに「転移」すると「変形性関節症(炎)」が起こり、腫れや痛み、水が溜まるなどの「変形性ひざ関節症」を起こしてしまいます。そしてサラシ固定をしないため治らず、逆に悪化させている人が多くいます。五十歳以上に起こる「変形性ひざ関節症」の正体、その大半が実は「ヘバーデン結節」のひざ関節への「転移」だったのです。**私はこれを「仮称：ひざヘバーデン」と呼び、**関節リウマチやその他の病気

とを区別しています。

⑩「ヘバーデン結節」がバランスの悪い股関節に「転移」すると「変形性関節症（炎）」が起こります。**私はこれを「仮称：股関節ヘバーデン」と呼んでいます。**五十歳以上の女性で「変形性股関節症」に悩んでいる人の多くがヘバーデン結節を伴っています。一般的に言われている「臼蓋形成不全《きゅうがいけいせいふぜん》」や「関節リウマチ」「大腿骨頭壊死《だいたいこっとうえし》」「遺伝的《いでんてき》な要因」「生

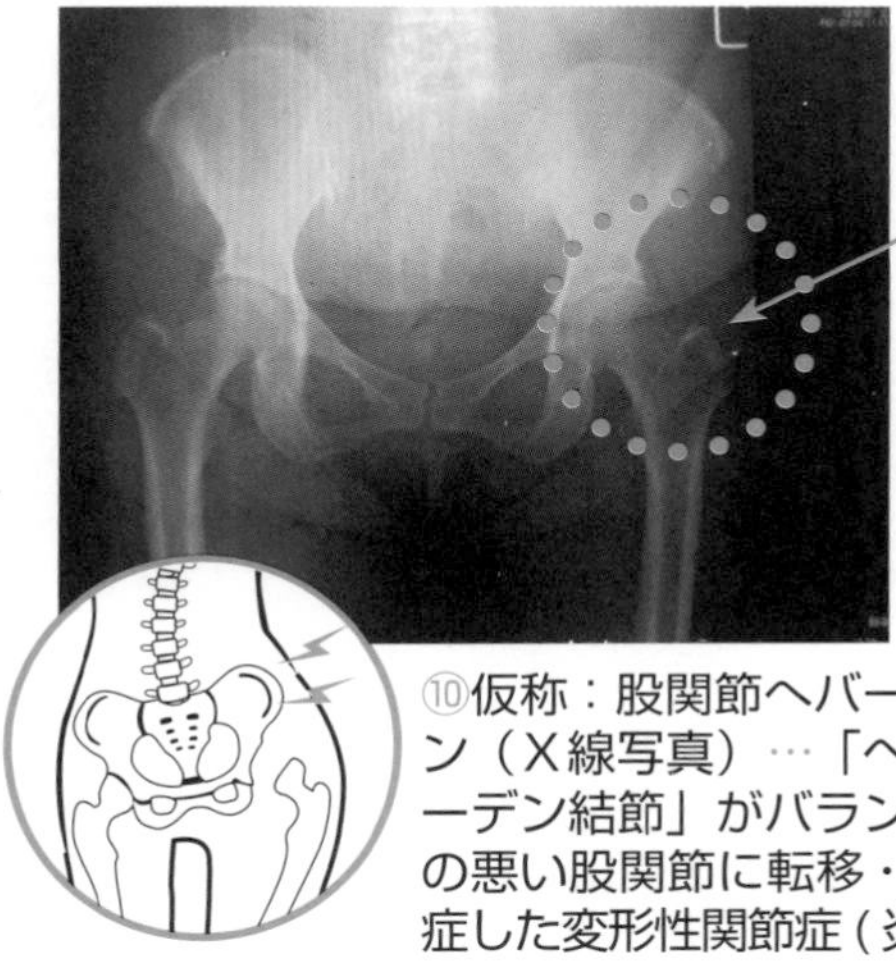
▼骨がもろくなり変形しやすい

⑩仮称：股関節ヘバーデン（Ｘ線写真）…「ヘバーデン結節」がバランスの悪い股関節に転移・発症した変形性関節症（炎）

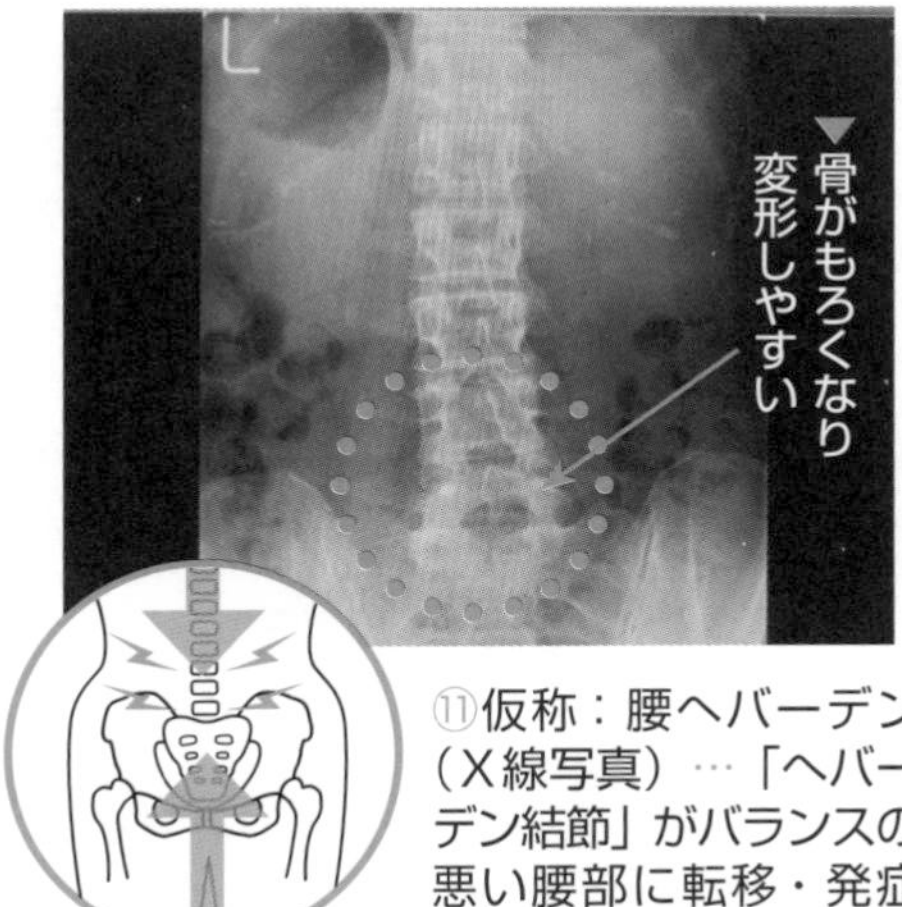
▼骨がもろくなり変形しやすい

⑪仮称：腰ヘバーデン（Ｘ線写真）…「ヘバーデン結節」がバランスの悪い腰部に転移・発症した変形性関節症（炎）

活習慣や喫煙」と指摘されているものとは区別しています。

⑪「ヘバーデン結節」がバランスの悪い腰部へ転移したり、またバランスの悪い腰部から先に発症したりすると腰部にも「変形性関節症（炎）」が起こり、骨がもろくなり、変形し易くなります。負傷の瞬間を特定できないつぶれや圧迫骨折、疲労骨折と共に「変形性脊椎症」を起こします。「ヘバーデン結節」を伴っている場合、**私はこれを「仮称：腰ヘバーデン」と呼んでいます。五十歳以上ではこの変形性脊椎症の中に「腰椎分離症」「腰椎すべり症」「椎間板ヘルニア」も含まれ、その中の一つが「脊柱管狭窄症」と推測しています。**

この真実の見極めから「ヘバーデン結節」が腰部に「変形性関節症（炎）」を起こし、これが「変形性脊椎症」の隠れた原因であり、その一つとして「脊柱管狭窄症」が発症すると推測したり、仮説として提案し、この関係性の追究を医療関係者にお願いしているのです。

原因不明の腰痛で長年悩んでいる人がいたら、まず「ヘバーデン結節」の有無を確認することが今後の医療に必要不可欠と考えています。

11 男性の脊柱管狭窄症は浮き指が最大原因

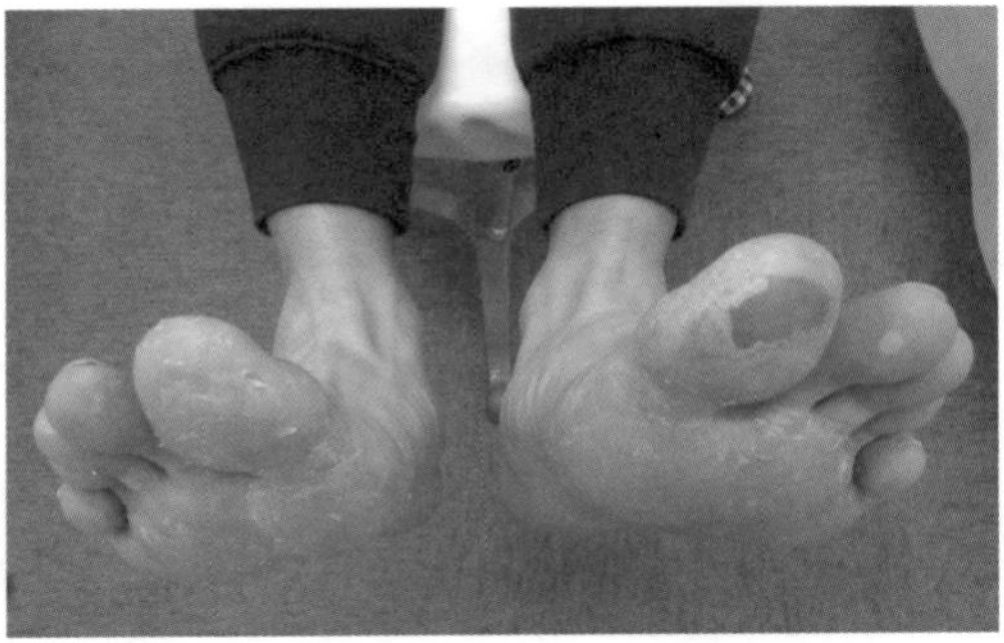

浮き指とぎっくり腰、椎間板ヘルニア（20代男性）

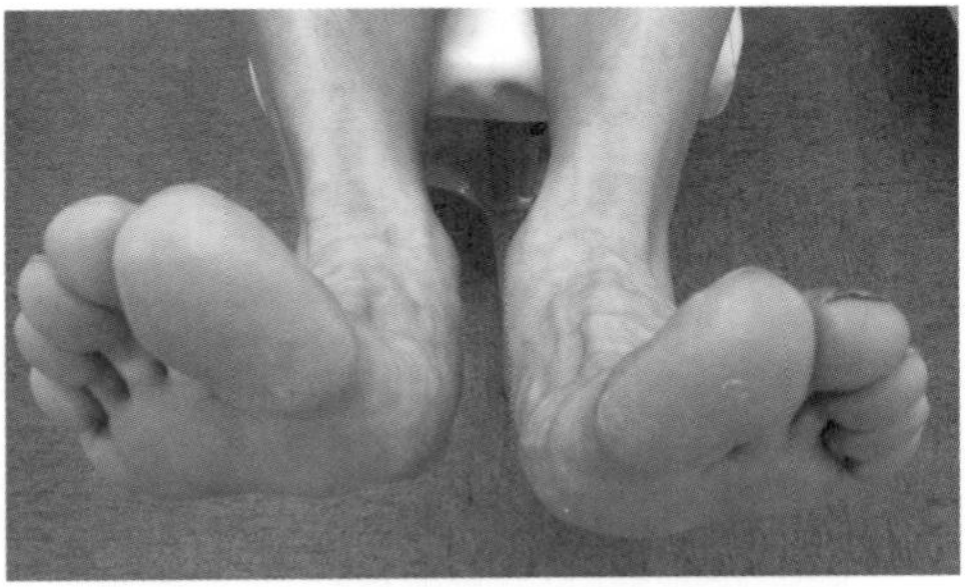

浮き指と脊柱管狭窄症、顎関節症、頭痛（40代男性）

女性の脊柱管狭窄症では外反母趾など足裏の不安定を補うため、歪んだりズレている腰部へ、「ヘバーデン結節」の転移が多く見られます。

これに対し、男性の最大原因は「浮き指」が関係していることが多く見られます。「浮き指」は重心の踵への片寄りが大きくなり、左右差も伴うため、腰部に歪みやズレが起こります。特に男性の場合は、ひざの反り過ぎ過伸展《かしんてん》（反張ひざ）も加わり、腰部へストレートに踵からの「過剰な衝撃波とねじれ波」というより強い介達外力が日常の中で反復され、気付かないうちに変形性脊椎症を起こしています。靴の踵が減る人は要注意です。

若い頃からぎっくり腰を繰り返したり、長年の腰痛に悩まされながらも激しいスポーツや長時間の立ち仕事、中腰の姿勢での作業を続け、変形性脊椎症のある腰へ重力の負担（負荷重）が長年蓄積することによって、次第に脊柱管狭窄症へと進行していったというパターンが一番多く見られます。

浮き指による一回の突き上げは弱いものであっても、長年繰り返されると強い破壊のエネルギーへと変化していきます。

二番目に多いパターンはすでに変形性脊椎症のある腰へ、重力の負担（負荷重《ふかじゅう》）と共に腰から始まる「ヘバーデン結節」（仮称：腰ヘバーデン）が加わることで年々進行、悪化していったというパターンが見られます。

男性のヘバーデン結節は手の第一関節の変形よりも先に、足やひざ・腰から始まり原因不明の「変形性関節症（炎）」を起こしている場合が多く見られ、だからこそ気付きにくく

[浮き指が関節の歪みと変形を起こすメカニズム]

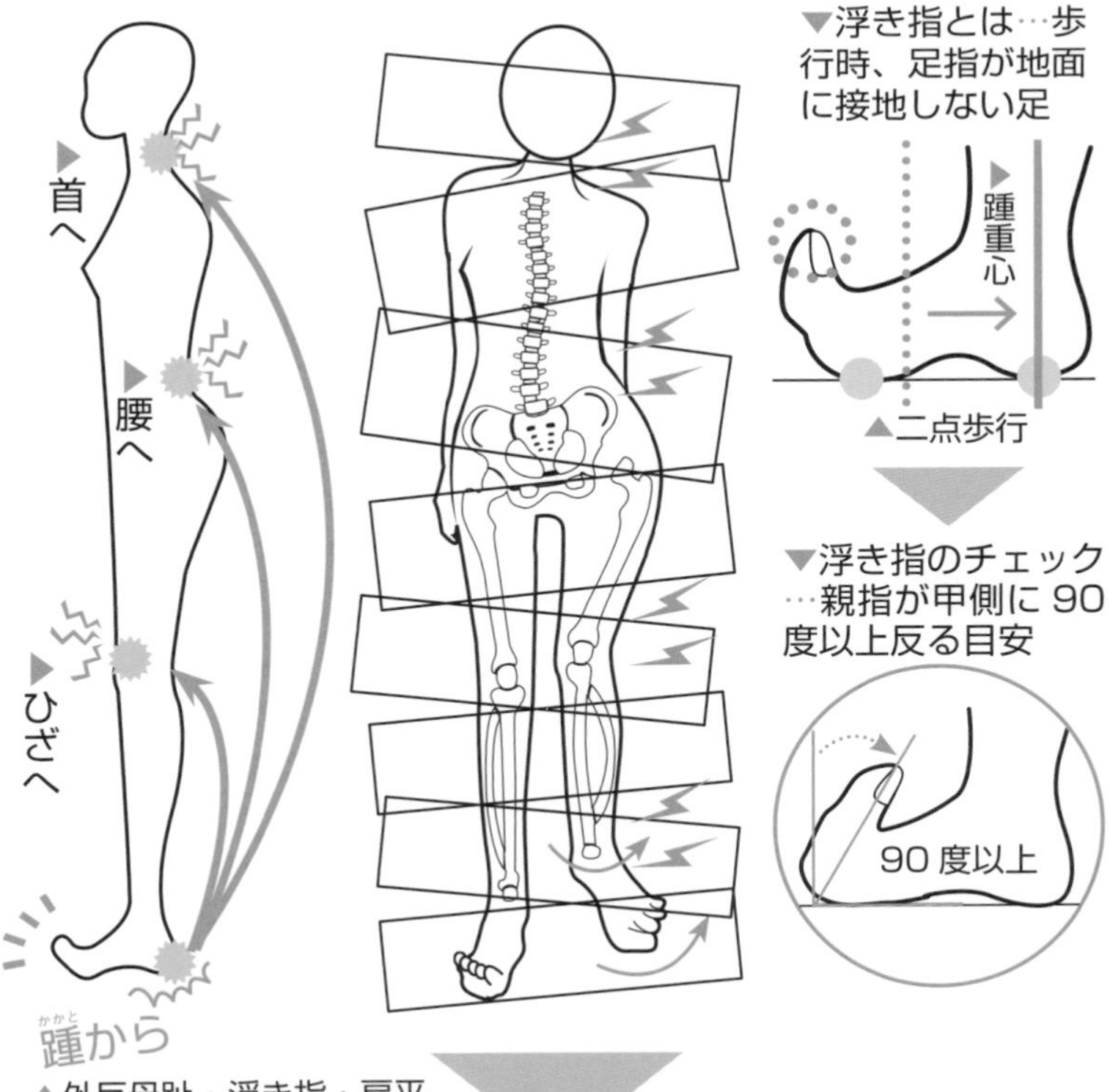

足裏の異常に比例して、体にも歪みが起こる。女性の場合は歪み（ズレ）に「ヘバーデン結節」が加わったことが多くみられる。

いのだと考えます。ほとんどの医療関係者もこの真実の見極めができていないのではないか、と考えざるをえません。

隠れていた本当の原因を理解できると私が根本治療と断言している**「治療の三原則（〝足から未病〟改善の三原則）」**に対しても理解ができるようになります（詳細は第五章参照）。

12　浮き指と「変形性関節症（炎）」との関係

私は今だかって「浮き指」で健康だ、という人に会ったことがありません。脊柱管狭窄症をはじめ、様々な腰痛、ひざの痛み、首の異常（頚椎症）に共通しているのが浮き指です。しかし、浮き指とこれらの痛みや不調との関係がほとんど知られていないのです。

「浮き指」とは立っているとき、足の指が地面に接地しない、わずか浮いていて、歩くときも指が地面から浮き、足の指を使って踏ん張れない状態のことです。私はこれを「指上げ歩き」とも呼んでいます。足裏の指の付け根が動物の肉球のように盛り上がり出っ張って見えます。今から四十年以上前から、この足裏の異常にいち早く気付き「浮き指」の判定基準を世界で初めて設けました。浮き指が引き起こす体の痛みや不調との関係に警鐘を鳴らし続けています。

浮き指の判断基準は力をぬいた状態で親指を甲側へ限界まで押したとき、九十度以上曲がる（反る）ことです（Ｐ57参照）。現代人の多くにこの「浮き指」が見られます。

四十歳以上ではこれに「ヘバーデン結節」の転移を加えた判断が必要です。

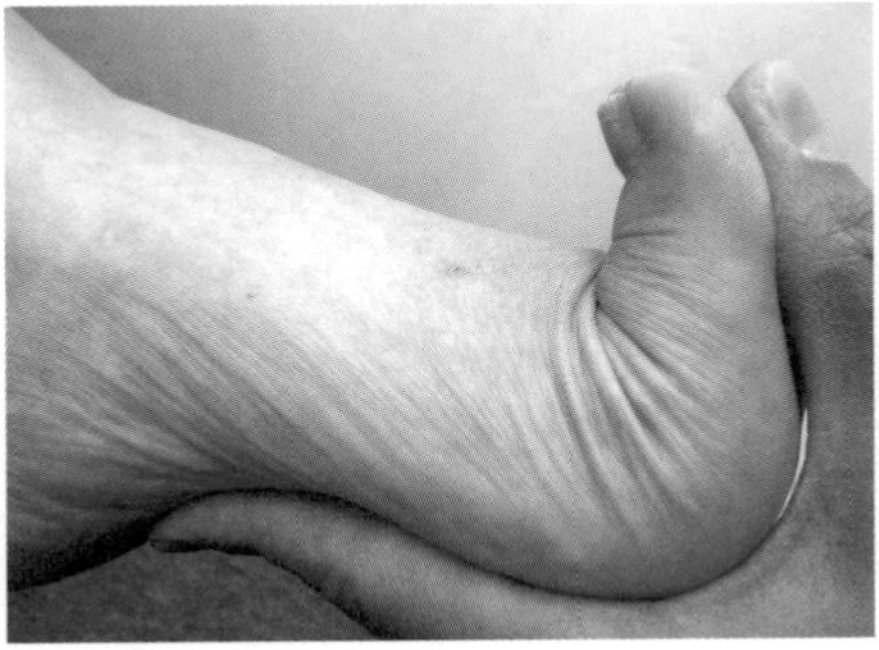

浮き指と椎間板ヘルニア、首こり、頭痛（40代女性）

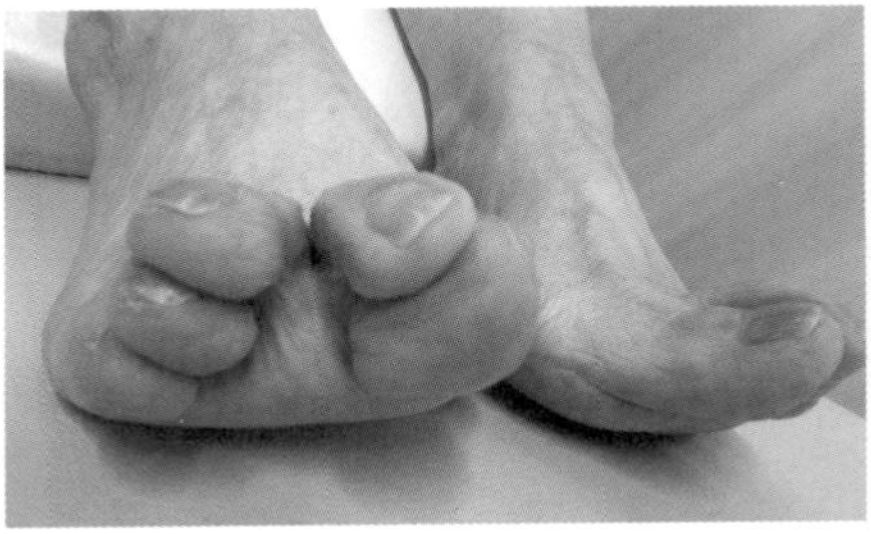

浮き指と「仮称：足へバーデン」、脊柱管狭窄症、不眠（70代女性）

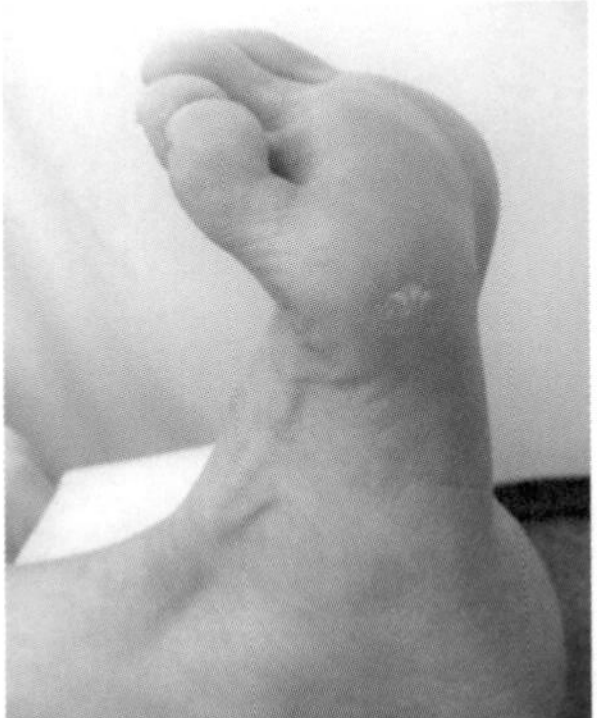

浮き指と腰椎すべり症、脊柱管狭窄症（50代女性）

浮き指は負傷の瞬間を特定できない腰痛やひざの痛み、特に五十歳以上では「仮称：ひざヘバーデン」による変形性ひざ関節症（炎）のほか、首の異常（頚椎症）を起こし、これが首こり、肩こり、頭痛、めまい、自律神経失調状態、うつ状態の隠れた原因にもなっているのです。

この力学的メカニズム「重力とのバランス医療」の理論を伝統医療の学問的裏付けとして確立していないことも落ち度と考えています。

今までのように悪い部分だけを診ていたのでは本当の原因を見極めることができないのです。足裏から患部や全身を重力とのバランスで全体的（トータル的）に診ていくという「重力とのバランス医療」が必要な時代へと変化しているのです。

この『浮き指と関節の変形と「ヘバーデン結節」との関係』の知識はまだほんの一部にしか過ぎないので、さらに深く知ることによって健康知識の高度平均化につながり、結果として健康寿命の延伸《えんしん》が実現できると考えます。

13　浮き指と「変形性ひざ関節症」との関係

「変形性ひざ関節症」で悩んでいる人の多くに脊柱管狭窄症を同時に発症している人が多くいます。

ひざの痛みと腰痛との両方の痛みを合わせ持っています。その共通点になっているのが浮き指をはじめ、外反母趾（内反小趾《ないはんしょうし》を含む）、扁平足、これらの特徴を残したまま変形するひどい外反母趾「仮称：足へバーデン」です。特に浮き指は重心を踵へ片寄らせてしまい、左右差を伴うので足裏が不安定になります。この足裏の不安定をひざで補った結果、①ひざの反り過ぎ（反張ひざ、過伸展したひざ）や②O脚やXO脚③真っすぐ過ぎるひざとなり、ひざの歪みやズレと共にひざのかみ合わせが悪くなって、ひざ痛が起こるのです。

①ひざの反り過ぎ（反張ひざ、過伸展したひざ）……**横から見るとひざが弓のように反っている状態**。足の指が浮いた分だけ、ひざを反らしてバランスを保とうとする力学的なアンバランスが発生し、ひざの裏側（膝窩部《しっかぶ》）に重力の負担（負荷重）が集中するためひざの裏側に痛みが出ます。踵からの突き上げ（過剰な衝撃波とねじれ波）という介達外力をひ

[O脚の原理]

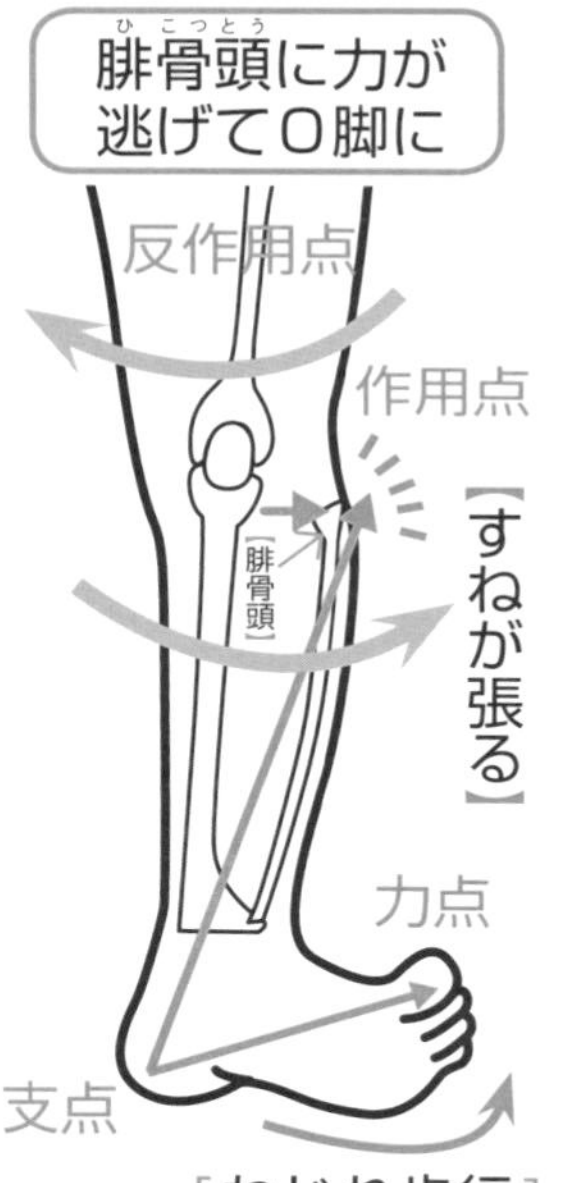

[ねじれ歩行]

[反張ひざ]

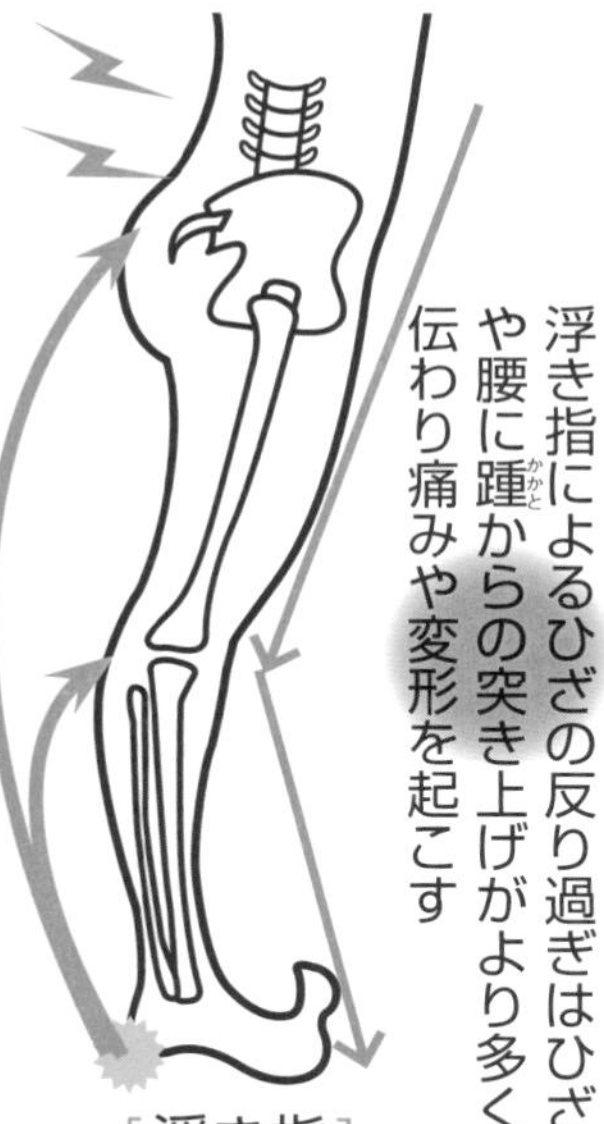

[浮き指]

ざから下で吸収・無害化できず、腰部や背部、頸部にも伝え同じようにバランス悪い部分の骨を変形、破壊していきます。

②**O脚やXO脚**…足の指が浮いた状態で歩くと足先が外方向へ流れる「ねじれ歩行」となるためO脚やXO脚で、すねの外側に余分な筋肉と脂肪がついてしまいます。**歩行時、ひざを挟《はさ》んで上下相反するねじれのストレスが繰り返され、上下のかみ合わせが悪くなるのです。**O脚はひざの

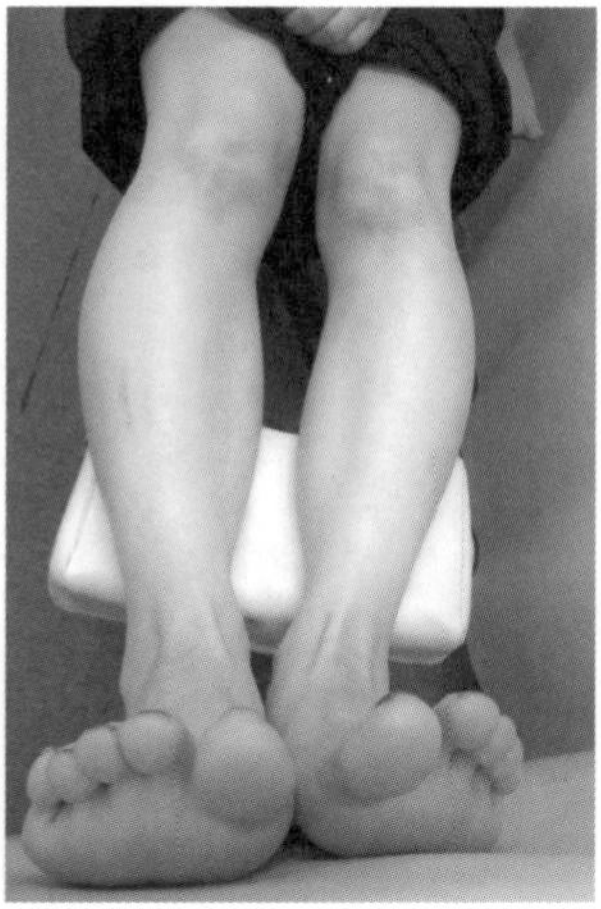

浮き指と巻き爪、O脚、腰椎分離症、腰椎すべり症、肩こり、首こり、頭痛、冷え（30代女性）

［かみ合わせの悪いひざ］

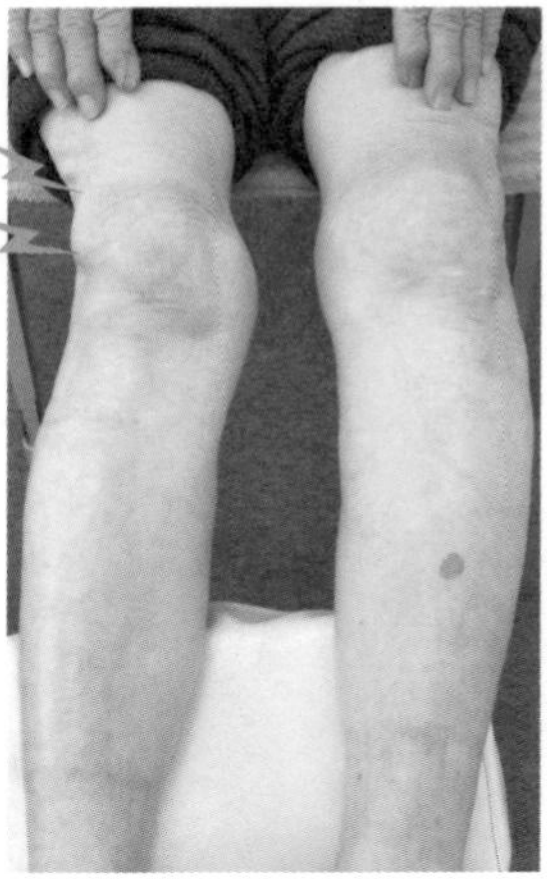

内側に重力の負担（負荷重）が集中するためひざの内側に痛みが出ます。

またひざを締める力（大腿内転筋）が強く働くとXO脚となり、ひざの外側に重力の負担（負荷重）が集中するため、ひざの外側に痛みが出ます。

O脚やXO脚はひざのバランスが悪いため、踵からの過剰な衝撃波とねじれ波という介達外力をひざから下で吸収・無害化できず、腰部や背部、頸部にも伝えてしまい、バランスの悪い骨を変形・破壊していきます。

③真っすぐ過ぎるひざ…**生理的弯曲の消失したひざ**のことです。ひざの遊びやゆとりがなく、ひざをピーンと張り、伸ばしきった状態のことで、ひざの中心部に痛みが出ます。**こ**

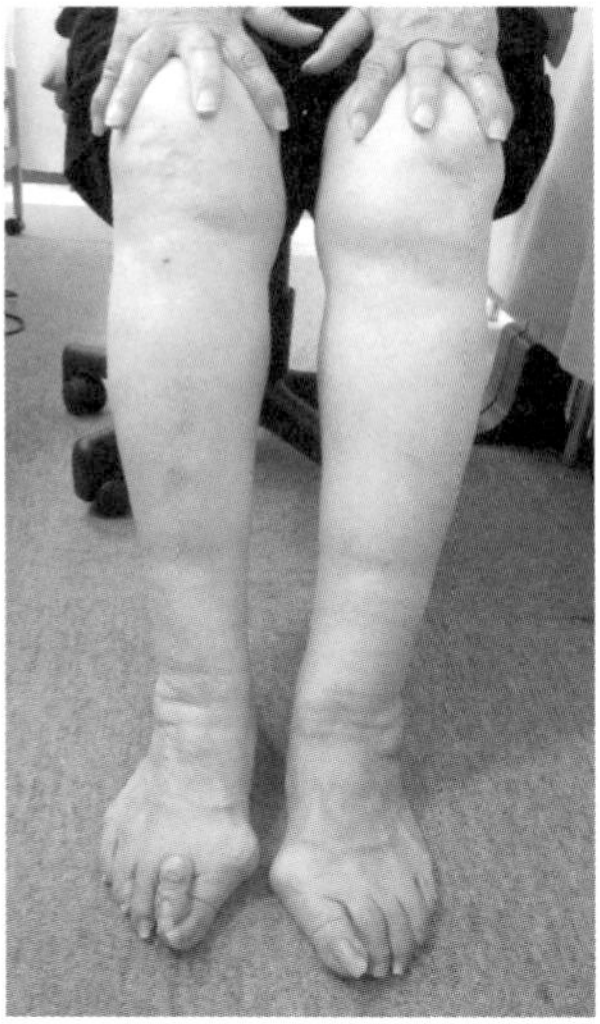

「仮称：足へバーデン」と変形性ひざ関節症、
脊柱管狭窄症（70代女性）

れも踵からの過剰な衝撃波とねじれ波という介達外力を、ひざから下で吸収・無害化できず上部に伝えてしまいます。

　このように浮き指は足裏を不安定にさせ、その足裏の不安定を補うため、ひざにも歪みやズレが起こるのです。そこへ踵からの「過剰な衝撃波とねじれ波」という介達外力が日常の生活環境条件の中で反復され、ひざの痛みが起こります。特に五十歳以上ではこれに「ヘバーデン結節」が転移すると重症化する「仮称：ひざへバーデン」（変形性ひざ関節症）となり、水を何回も抜いたり、夜中も痛んだりします。

　また年々悪化し、ひざが曲がらない、正座ができない、最終的には人工関節《じんこうかんせつ》置《ち》換術《かんじゅつ》と共に要介護者になってしまう場合も約六倍位は高くなってしまいます。私は「ヘバーデン結節」がひざへ転移した変形性関節症（炎）を「仮称：ひざへバーデン」と呼び、一般的な変形性関節症や関節リウマチと区別しています。

宇宙飛行士の全員が言っているように、重力のすごさ、その威力は**時間経過に比例して損傷度を増していくという事実**、これを診断（判断）に取り入れるのです。詳しくは「ひざの痛みはサラシ一本で98％治る」（さくら舎）を参考にしてください。

14 浮き指と「自律神経失調状態」・「うつ状態」との関係

浮き指と共に腰が悪い人、脊柱管狭窄症で悩んでいる人は単独に腰だけを痛めている、ということは少ないのです。変形や骨破壊（疲労骨折）を起こすメカニズムは浮き指などの異常により足裏が不安定になりその不安定を補うため、腰ばかりでなく頚部にも歪みやズレが起こります。ここへ踵からの「過剰な衝撃波とねじれ波」という介達外力が日常の生活環境条件の中で反復され、歪みやズレの大きい関節から、痛みや変形、骨破壊（疲労骨折）が起こると再々説明しています。**様々な腰痛や脊柱管狭窄症で悩んでいる人の多くに首を痛めている人が多いのです。**

また五十歳以上の女性では、手の「ヘバーデン結節」が首に転移した「仮称：首ヘバーデン」が多く見られ、より重症化させています。

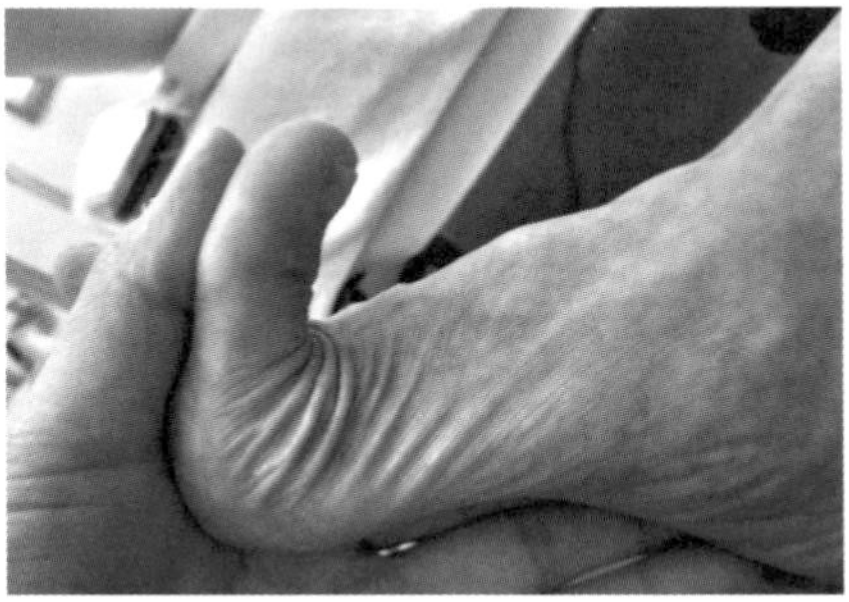

浮き指と「仮称：足ヘバーデン」、ひざ痛、ぎっくり腰、頸椎症（70 代女性）

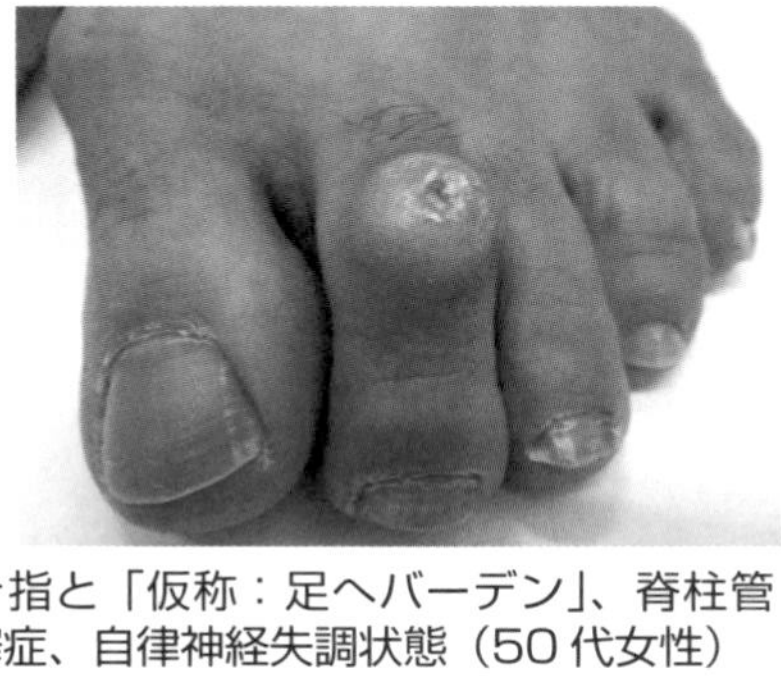

浮き指と「仮称：足ヘバーデン」、脊柱管狭窄症、自律神経失調状態（50 代女性）

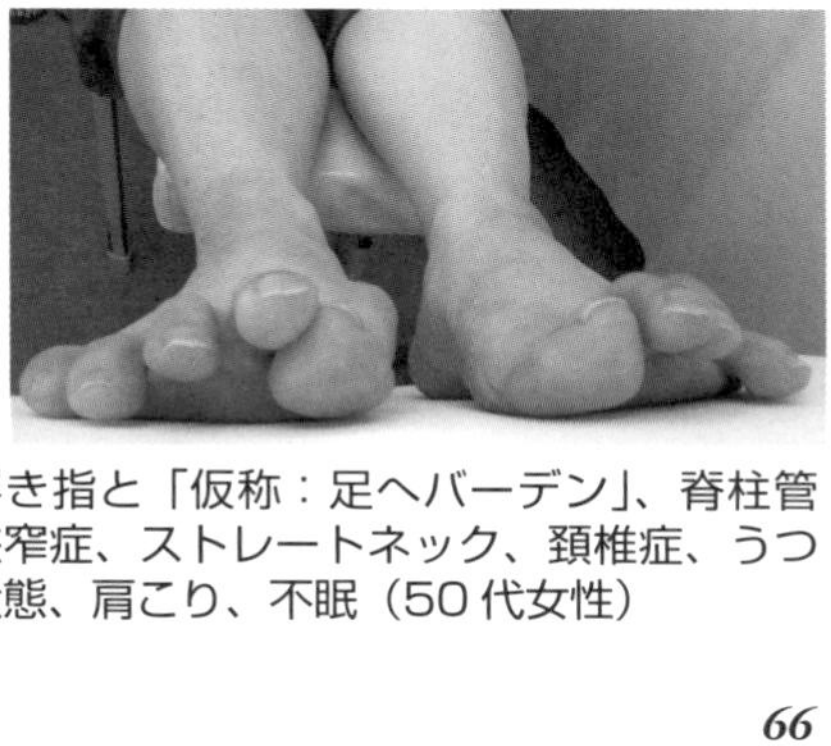

浮き指と「仮称：足ヘバーデン」、脊柱管狭窄症、ストレートネック、頸椎症、うつ状態、肩こり、不眠（50 代女性）

この「仮称：首へバーデン」を一般的な頸椎症と思い込んでいる人がほとんどです。

足裏の不安定を首が多く補った場合、首に異常が起こり、自律神経を誤作動させてしまいます。特に頸椎一番は頭蓋骨《ずがいこつ》と首との接続部にあり、ここに歪みやズレに伴う変形、狭窄、骨棘《こつきょく》（骨のトゲ）、微細な疲労骨折が起こります。これは画像診断では見つけられない炎症が起きたり液状のカルシウムが流れ出たりして、微細な圧迫や骨棘（骨のトゲ）により自律神経を誤作動させ、交感神経と副交感神経のバランスを狂わしてしまいます。「足と首の異常」これが自律神経失調状態の隠れた原因であると同時に、首こり・肩こり・頭痛・めまい・不眠・胃腸障害・便秘・下痢・下肢の冷えなど様々な不調の隠れた原因にもなっています。

首の異常となる「仮称：首へバーデン」や一般的な「頚椎症」は首の周りの筋肉を硬直させ、脳からの情報が視《し》床下部《しょうかぶ》へうまく伝わらない伝達不良を起こします。生命を安全に導く自律神経からの命令が各器官・内臓へうまく伝わらず、片寄ってしまいます。片寄った自律神経のバランスを回復させようとする防御反応により、交感神経に片寄り過ぎた症状やまた逆の副交感神経に

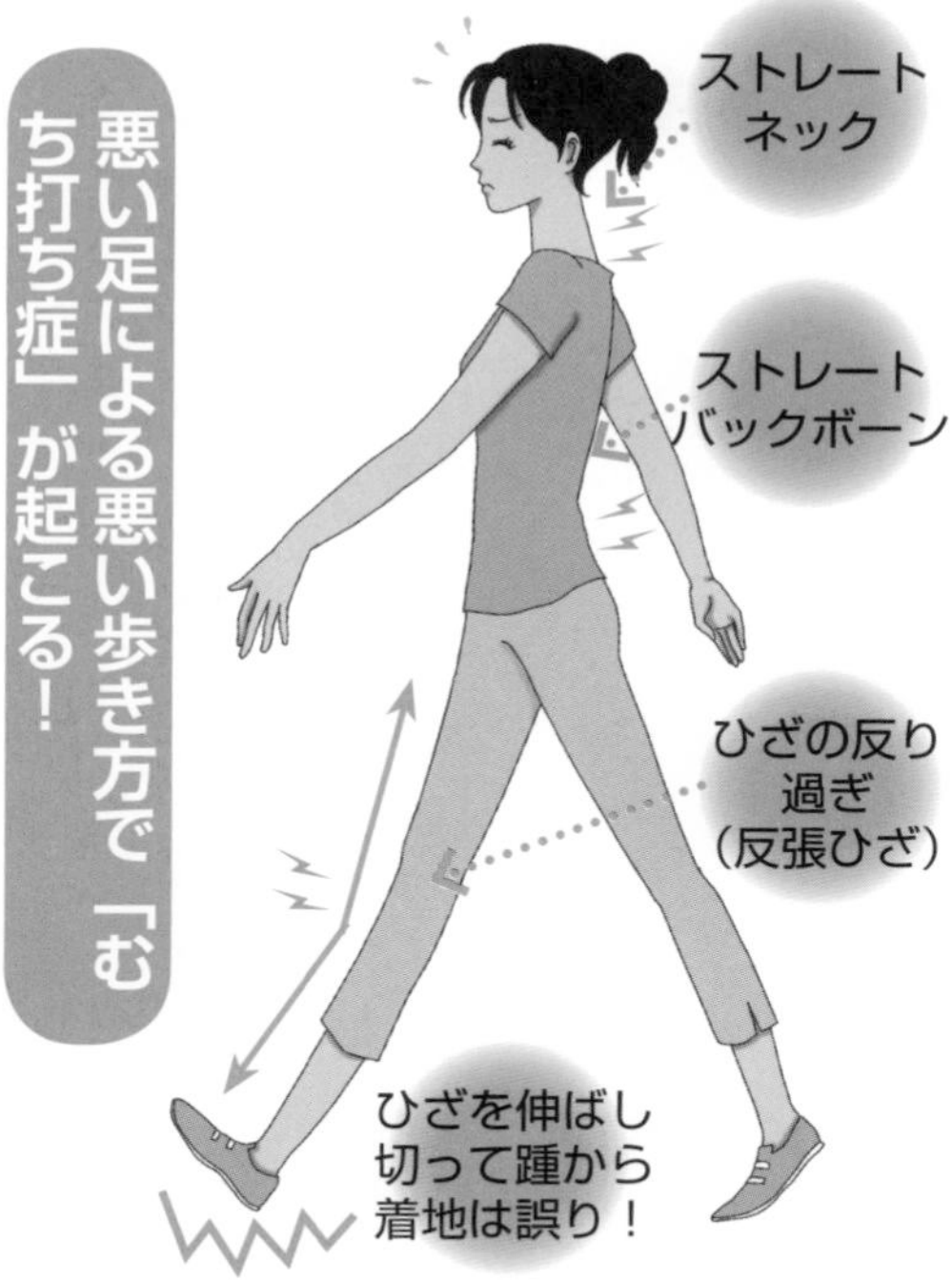
悪い足による悪い歩き方で「むち打ち症」が起こる！
ストレートネック
ストレートバックボーン
ひざの反り過ぎ（反張ひざ）
ひざを伸ばし切って踵から着地は誤り！

片寄り過ぎた様々な症状が起こってしまいます。

そのひとつとして「うつ状態」が起こります。本来のうつ病と「足と首の異常」が隠れた原因となる「うつ状態」は別のものなので、これを区別するため私は「仮称：足頚性《そっけいせい》うつ状態」と呼んでいます。「心の問題」、「仕事のストレス」、また遺伝的要因、脳の病気やケガ、発達障害が原因になっている本来のうつ病とは区別しています。

「足頚性うつ状態」を分かり易い例で説明すると、交通事故でムチ打ち症になり、その後遺症として自律神経失調状態やうつ状態が起こることはすでに証明されています。

交通事故でムチ打ち症にならなくても、浮き指や外反母趾（内反小趾を含む）、扁平足、これに「ヘバーデン結節」が転移した「仮称：足ヘバーデン」があると、「踵から着地する」悪い歩き方になります。そのため足裏の免震機能が失われてしまい、「過剰な衝撃波とねじれ波」という介達外力が首に反復（繰り返される）され、次第に頚椎に異常が起こり、時間経過と共にその損傷度が増していきます。私はこれをまとめて「悪い足による悪い歩き方によってムチ打ち症が起こる」と各方面で訴え続けています。

足裏から全体的（トータル的）に重力とのバランスで判断したり、治療していくという新しい考えや知識がまだ広まっていないので、訴え続けていかなければならないのです。

15　脊柱管狭窄症を改善する「治療の三原則」

●治療の三原則（「足から未病」改善の三原則）

①足裏から腰部と全身を重力とのバランスで整える（縦×横×高さ×）における「構造学的アンバランスを回復」

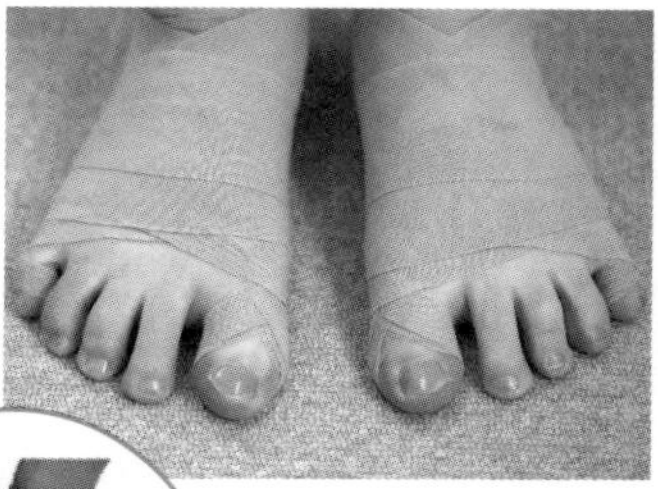

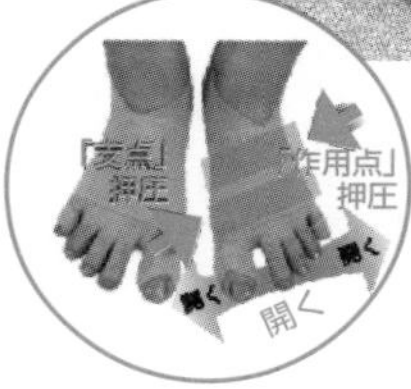

①カサハラ式足裏バランステーピングで整った足

まず、浮き指や外反母趾、扁平足、「仮称：足へバーデン」を改善するカサハラ式テーピングやテーピング機能が内蔵されている三本指テーピング靴下で、踵に片寄っていた重心を前の正常な位置へ近づけ、その左右差も少なくすることで足裏のバランスを整える。

これを建物の例で説明すると、四隅《よすみ》に杭《くい》を打ち、土台や基礎部分のバランスを整えるということです。

②足裏への免震処置と、足から腰部や全身の血行促進（時間＝過剰な衝撃波×ねじれ波×）における「過労学的損傷の回復」

靴の中には人工筋肉素材の免震インソールを入れ、踵から腰部へ伝わる「過剰な衝撃波とねじれ波」の介達外力を吸収無害化したうえで足から腰、全身の血行促進を図り、治癒までの時間を早める。

これを建物の例で説明すると、土台や基礎の上に大きい円柱形のゴムで免震処置をして縦揺れと横揺れを吸収無害化したうえで、建物内の流れを迅速にするためエレベーターや通信システムを使用し、建物の効率化と業績を高めるという考えと同じです。

③「肉体」と「精神」は環境に支配されている（環境×）「環境学的条件の回復」

「肉体」に対して、「外面」からは重力の負担度（破壊力）より安静度（治癒力）が上回る「**サラシ固定**」のこと、「内面」からは栄養のこと。

「精神」とは自律神経を安定させる、癒《いや》し、安心感、充実感、感謝など。

これを建物の例で説明すると、外面からは外壁に強固な素材を使用し環境の変化に耐え

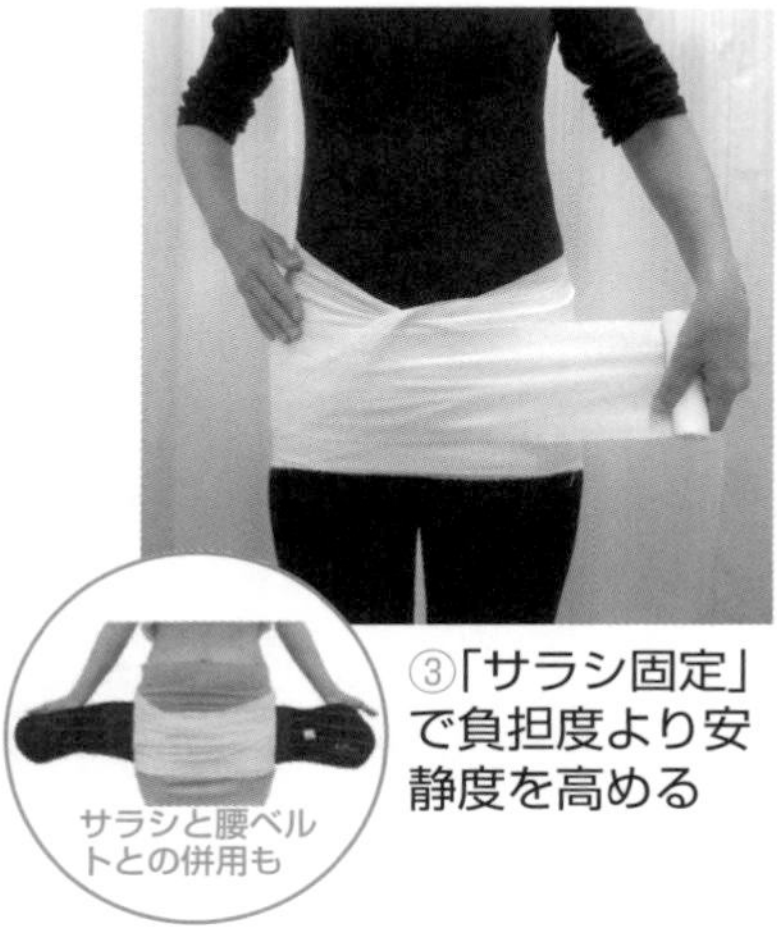

③「サラシ固定」で負担度より安静度を高める

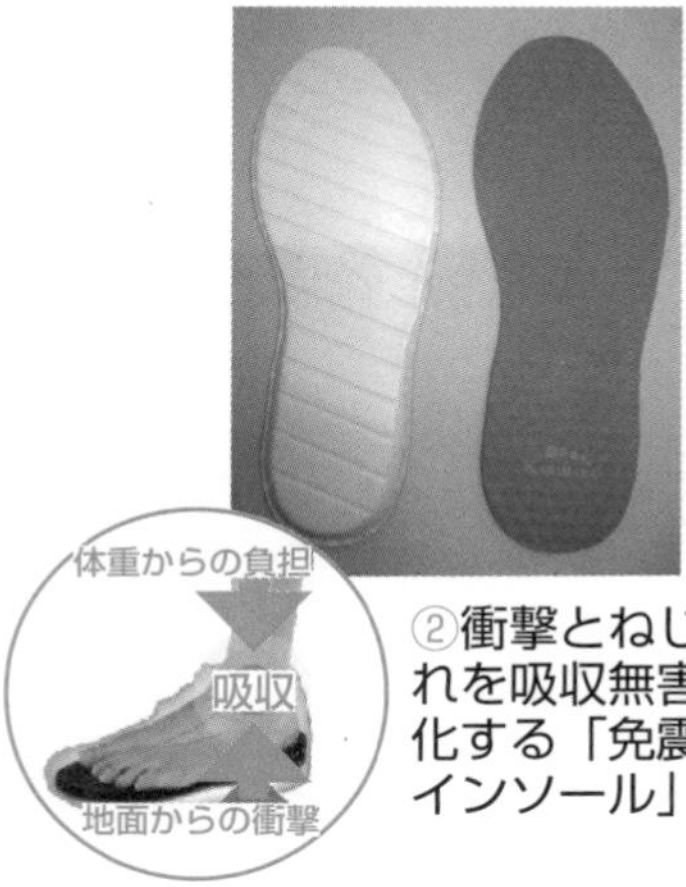

②衝撃とねじれを吸収無害化する「免震インソール」

ること、内面からとはコンクリートの内部に強固な鉄剛部材を使用することです。精神とは立地条件がよいことです。

この三つを同時に行う治療法を「Gバランス療法」（フットケア整体）と呼んでいます。この「治療の三原則」に基づき重力とのバランスを整えると、自然治癒力（自己治癒力）が最大限に発揮されます。

自然治癒力（自己治癒力）が最大限に発揮されると、恒常性《こうじょうせい》と共に免疫力《めんえきりょく》も高まり膠原体《こうげんたい》質《しつ》と免疫力とのバランス、その力関係が整うことで改善に向かうと考えているので、「ヘバーデン結節」の最も安全な改善法になると推測しています。

16　宇宙から、健康や未病医療を考える時代

地球上で起こった出来事（痛みや体の不調）だけを対象に考えていたら、新たな発見は生まれないのです。今までの考え方に固執していたのでは「伝統医療の革新」や「未病医学（学問）の確立」はできないのです。

宇宙から健康や未病、予防を考える時代なのです。**「無重力」**の絶対的支配下にある**宇宙**と、**「重力」**の絶対的支配下にある**地球**とを比較してこそ、今まで分からなかった原因不明とされる脊柱管狭窄症をはじめ、腰椎ヘルニア、分離症、すべり症、それにギックリ腰の隠れていた本当の原因が分かってくるのです。

本当の原因が分かるということは本当の治療、つまり根本治療（バランス、免震と血行、固定）の有効性が分かるばかりか、予防法や未病のうちに改善することもできるようになるのです。

「宇宙から健康や未病医療を考える」とは無重力と重力との比較や差から、健康や未病医療を追究していくということです。すでに宇宙飛行士による「哺《ほ》乳《にゅう》類《るい》と無重力」との

関係について本格的な実験が始まっているのです。

・宇宙では「無重力と健康との関係」その追究が始まっています。
・地球では「重力と健康との関係」（重力とのバランス医療）がすでに確立されていますが、一般的には知られていません。その周知が急務なのです。

「無重力」と「重力」を比較することで「重力の威力、そのすごさ」を再認識することです。これを健康や未病医療に生かすことで、「伝統医療の革新」と共に「未病医学（学問）」を確立することができます。これにより医療が飛躍的に進歩し、この分野の知識や技術が高いレベルで広く一般化してくるのです。結果として要介護者を減らすと共に健康寿命を延ばすことができ、医療費の削減が可能となるのです。

地上に暮らしている我々は「重力」のことを当たり前のように捉《とら》え、健康や未病医療に「重力とのバランス」を用いることを忘れています。アメリカ、ロシア、日本のすべての宇宙飛行士が、地球に帰還《きかん》したときに言っている共通の言葉を参考にすることです。それは「重力の威力、そのすごさ」についてです。

新聞で報道された日本人の宇宙飛行士の言葉だけをまとめてみても、それぞれ異なる角度から重力の威力、そのすごさを表現しています。

●一九九四年、日本人女性で米国のスペースシャトルで宇宙飛行した向井千秋《むかいちあき》さんは、青い地球も美しかった、しかし一番感動したことは地球に帰還したときに感じた「重力」だった、という内容の記事が朝日新聞でも大きく報道されていました。

他の宇宙飛行士も重力について左頁のように表現しています。このほか、土井隆雄《どいたかお》さんや毛利衛《もうりまもる》さん、星出彰彦《ほしであきひこ》さんも「重力」について同じように語っています。

このように、宇宙飛行士の言葉からも、地球は「重力」で成り立ち、その上に住む人間も「重力」によって生かされていることや、健康は重力の強弱によって左右されていることを容易に想像できると考えます。

重力から「足と健康・未病との関係」を考える

人間は重力とのバランスを効率的に保つことを最優先にしています。その重力とのバラ

重力の威力とすごさを物語る宇宙飛行士の証言

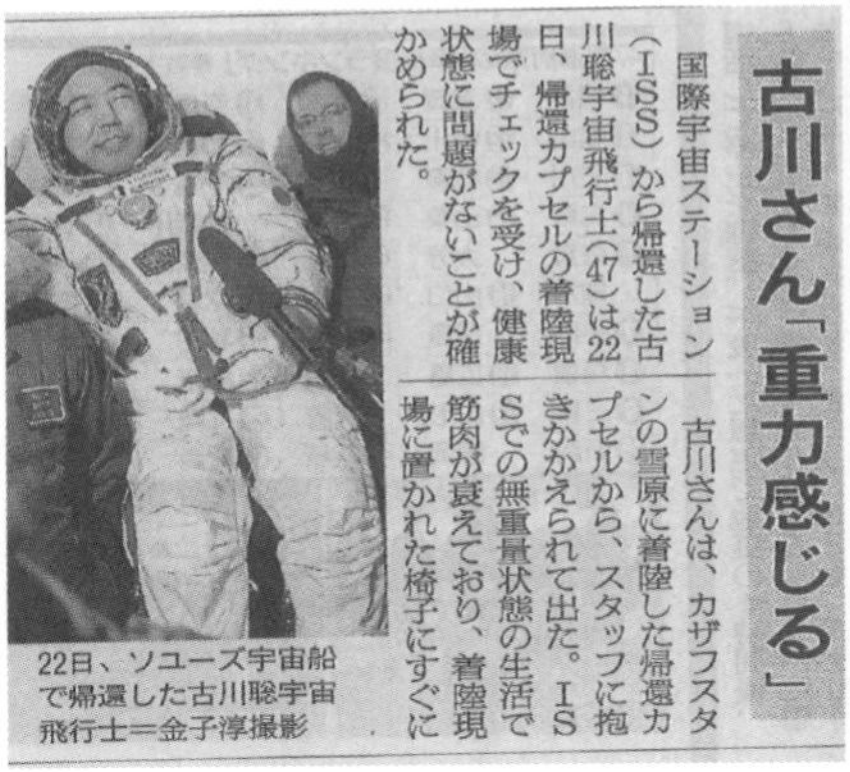

古川さん「重力感じる」

国際宇宙ステーション（ISS）から帰還した古川聡宇宙飛行士(47)は22日、帰還カプセルの着陸現場でチェックを受け、健康状態に問題がないことが確かめられた。

古川さんは、カザフスタンの雪原に着陸した帰還カプセルから、スタッフに抱きかかえられて出た。ISSでの無重量状態の生活で筋肉が衰えており、着陸現場に置かれた椅子にすぐに

22日、ソユーズ宇宙船で帰還した古川聡宇宙飛行士＝金子淳撮影

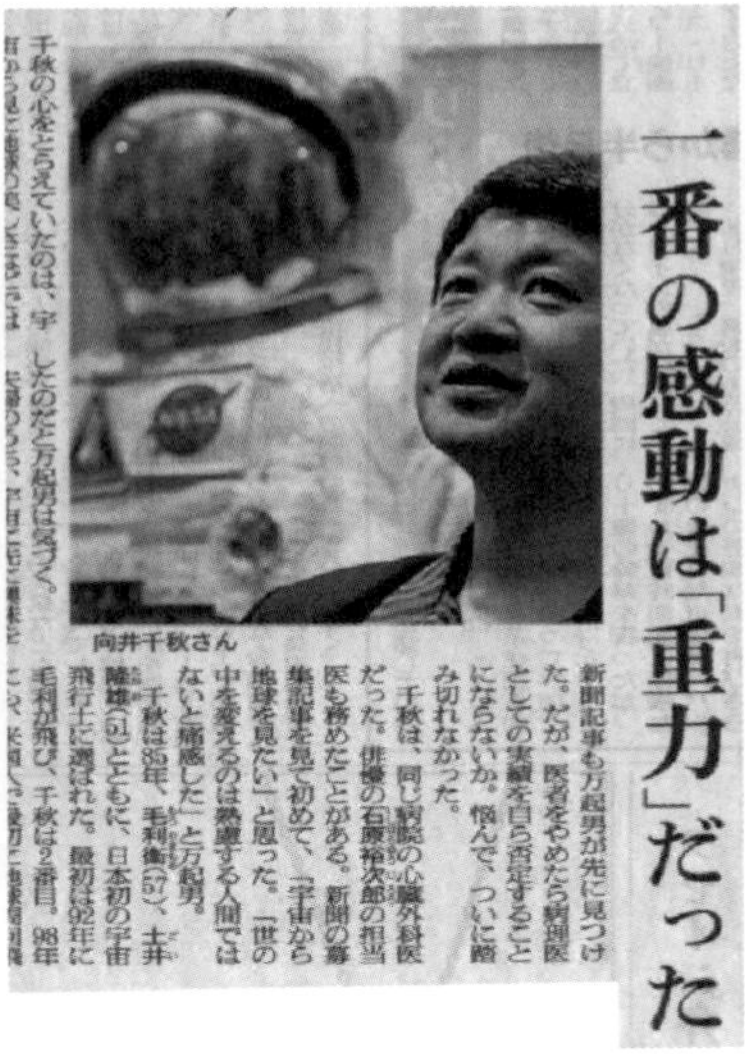

一番の感動は「重力」だった

向井千秋さん

新聞記事も万起男が先に見つけた。だが、医者をやめたら病理医としての実績を自ら否定することにならないか。悩んで、ついに踏み切れなかった。

千秋は、同じ病院の心臓外科医だった。俳優の石原裕次郎の担当医も務めたことがある。新聞の募集記事を見て初めて、「宇宙から地球を見たい」と思った。「世の中を変えるのは熱望する人間ではないと痛感した」と万起男。

千秋は85年、毛利衛(57)、土井隆雄(51)とともに、日本初の宇宙飛行士に選ばれた。最初は92年に毛利が飛び、千秋は2番目。98年

朝日新聞記事より

《宇宙飛行士の言葉が「重力と健康との関係」を証明》

◉若田光一氏「まだ「重力」に慣れず、意識しないとコップでさえ高く持ち上げられない。ベッドで体を起こすにも力が必要」

◉野口聡一氏「地球では本当に水が気持ちが良い。水の流れることに有り難さを感じる」（地球は重力によって成り立っていることを表現している）

◉山崎直子氏「地球に戻って、あらためて『重力』の強さを非常に感じている」

◉古川聡氏「『重力』をすごく感じる。普通にしているだけでも身体が重い。重力のおかげでこうやって椅子にも座れる」

ンスを一番多くコントロールしているところが人間の土台となる足裏なのです。重力とのバランスが効率的に保たれた人達に、①安定機能②免震機能③運動機能が高まり、健康と共に知能が発達し、環境の変化に適応することで発展・進化が促されてきた、現代人はその勝ち残りなのです。

逆に重力とのバランスが悪い人達は①安定機能②免震機能③運動機能が劣り、原因のはっきりしない痛みや不調、病気に悩まされ、結果的に環境の変化にうまく適応できず、退化・滅亡が促されてしまったと言うことが考えられます。

分かり易くいうなら今現在も「重力とのバランス」という〝ふるい落とし〟、その掟《おきて》にかけられ、「足と健康との関係」を軸に活躍・発展、変化に適応できる者と原因のはっきりしない痛みや不調、病気で思うように社会で活躍できず、退化・衰退していく者とに分かれているのです。

17 原因を知り、予防したり〝足から未病〟のうちに改善

脊柱管狭窄症に対し、一般的には予防することが難しい病気と決めつけているが、実は

そうではないのです。隠れている本当の原因を知れば、予防したり「足から未病」を改善できるのです。

重力とのバランス医療（過労性構造体医学《かろうせいこうぞうたいいがく》）ではすでに学問的にも確立しているのですが、ただそれが周知・認知されていないだけなのです。

予防が難しいと決めつけている理由は「足裏から腰部や全身を重力とのバランスで全体的（トータル的）に診る」という診断ができないためなのです。

①浮き指やひどい外反母趾（仮称：足へバーデン）、扁平足の有無と共に重心の踵への片寄りとその左右差など足裏の不安定を確認してから、腰の歪みやズレ（腰部の生理的彎曲の消失も含む）、下肢の長短差、下肢のねじれの左右差を調べる。

②ひざを見て、ひざの反りすぎとなる「反張ひざ」やO脚の有無を確認し、踵からの「過剰な衝撃波とねじれ波」がひざで吸収されずまともに腰部へ伝わっているか、その介達外力の時間経過を調べる。

③長年の生活環境条件の中で、①の歪みやズレている腰へ、②の踵からの介達外力による重力の負担（負荷重）が反復されてきたことを問診や視診、触診、経験的判断を用いて全

体的（トータル的）に調べる。四十歳以上では、これに病的原因となる「ヘバーデン結節」の腰部への転移や腰部から始まった「仮称：腰へバーデン」を加え、脊柱管狭窄症との関連割合を「手」と「足」を見て調べる。

④診断の最初には、生まれつきなど先天的要因（遺伝的要因）を前提に判断する。

⑤診断の最後にはガンやケガ、ヘバーデン結節、関節リウマチ、その他の病気など後天的要因（病的要因）を判断し、①～⑤までを瞬時に調べる。

これがカサハラ理論であり、「重力とのバランス医療」における診断法なのです。

18　未病状態が増え続けている

神奈川県ではいちはやく平成二六年一月八日「未病改善かながわ宣言」を発表し話題となりました。「『未病』とは健康と病気の二つを明確に分られる概念として捉えるのではなく、心身の状態は健康と病気との間を連続的に変化するものとして捉え、このすべての変化の過程を表す概念のことをいう」と定義づけています。

「未病のうちに改善する」という考え方を提唱し、この考えを広く普及すると共に、国をはじめ社会全体での健康づくりを始めています。

「未病」を分かり易く説明すると、健康と病気との間にあって、一連の変化の過程における症状を指していますが、「重力とのバランス医療」研究会では安全を期するためさらに「緊急性がなく、当分の間様子を見ても問題がないとされる状態」という定義を加えています。

「未病状態」とは何か、についても次の三つに集約し、この本病となる前段階の状態としています。

①負傷の瞬間を特定できない運動器系の痛みや損傷

足やひざ、股関節、腰部、背部、頸部などの痛みや損傷で脊柱管狭窄症もこれに含まれます。⬇運動器《うんどうき》症《しょうこうぐん》候群、ロコモティブシンドローム（Locomotive Syndrome）

②原因がはっきりしない自律神経系の不調

足裏の異常が隠れた原因となる首の異常（ムチ打ち状態）や首こり、頸椎症が自律神経を誤作動させることによる自律神経失調状態やうつ状態。⬇末梢神経症候群《まっしょうしんけいしょうこうぐん》、ニューロ

パチーシンドローム（Neuropathy Syndrome）

③発症に気付きにくい代謝系の障害（生活習慣病）

足裏の不安定を補うため余分な筋肉と脂肪が蓄積され、歩行不足や運動不足に加え、足裏のセンサー（メカノレセプター）の低下が隠れた原因となる代謝機能の低下（先天的なものとは区別）。⬇内臓《ないぞう》脂肪《しぼう》症候群《しょうこうぐん》、メタボリックシンドローム（Metabolic Syndrome）

「過労性構造体医学」を主体とする「重力とのバランス医療」研究会ではこれらの本病となる前段階の状態、つまり〝未病状態〟が発症する者と発症しない者との差を追究し、その答えが重力とのバランスを一番多くコントロールしている足に関係があると結論付け、足裏から全体的（トータル的）に判断しています。

■なぜ発症する者としない者とに分かれるのか？その差を追究

1 同じような年齢、同じスポーツ、同じスポーツ時間にもかかわらず、なぜ負傷の瞬間を特定できない運動器系の損傷を発症する者と発症しない者とに分かれるのか？ その差を追究し、足裏の不安定にあると結論付けています。

2 同じようなストレス社会にも関わらず、なぜ原因のはっきりしない自律神経失調状態やうつ状態を発症する者としない者とに分かれるのか？　その差を追究し、「悪い足による悪い歩き方」でムチうち状態や頚椎症《けいついしょう》が起こるとし、その関連症状の一つと結論付けています。

3 同じような生活環境にもかかわらず、なぜ発症に気付きにくい代謝性障害（生活習慣病）を発症する者と発症しない者とに分かれるのか？　その差を追究し、先天性以外、足裏の不安定が頚部にある自律神経を誤作動させたことに加え、運動能力や歩行能力を低下させたことに関係していると結論付けています。

このような本病になる前段階の〝未病状態〟を訴える人が年々増え続けています。良くなったり悪くなったりを繰り返す、この一連の変化の過程の中で、いくら治療を受けても思うように良くならない、逆に悪化する、今の治療に疑問を持ちながらも惰性《だせい》で漫《まん》然《ぜん》と治療を続けてしまっています。

自分でも何をしたらよいのかわからないで希望を失っている人も多く見られ、結果として医療費の増加に歯止めがかからないのです。

このような背景から「ホリスティック医療」「統合医療《とうごういりょう》」「代替医療《だいたいいりょう》」が盛んになってきました。いづれも共通していることは、これらの症状(未病《みびょう》状態《じょうたい》)に対し、「部分的に診る」「細胞レベルで診る」よりも「全体的に診る」「トータル的に診る」ことのほうが大切であり、これが健康の根幹になる、とも説明しています。

では「全体的に診る」「トータル的に診る」とは、どういうことなのでしょうか?

その答えこそ「足裏から患部や全身を重力とのアンバランスで診る」ことなのです。

そして、その治療法の答えは「足裏から患部や全身を重力からのバランスで整える」なのです。

これにより自然治癒力(自己治癒力)を最大限に発揮させ、恒常性《こうじょうせい》と共に免疫力《めんえきりょく》を高めることなのです。

その効果は不可逆的《ふかぎゃくてき》(元の状態に戻れない)であり、持続可能なことが条件なのです。

今まで足は「足」、体は「体」と別々に医療や健康法が行われてきました。

そのため重力を中心にした「足と健康との関係」が見落とされてきたのです。

時代は重力を中心に「足と体は一体である」、という考え方に変化してきているのです。

第2章

人間の土台「足」から「脊柱管狭窄症」を治す

1　足を診ずして腰痛治療はありえない

私は人間の土台「足」から脊柱管狭窄症《せきちゅうかんきょうさくしょう》を治す時代が来たと叫んでいます。「足から治す」は、極めて当たり前なことです。しかし、この重要な部分が見落とされているのです。

すでに整形外科で「脊柱管狭窄症」「腰椎《ようつい》ヘルニア」「分離症《ぶんりしょう》」「すべり症」と診断されている人やギックリ腰を繰り返したり、慢性的な腰痛で悩んでいる人たちの足を調べると、九十%以上に「浮《う》き指《ゆび》」「外反母趾《がいはんぼし》」「扁平足《へんぺいそく》」があります。特に男性は「浮き指」と「脊柱管狭窄症」とが一致する場合が多く見られます。

また、五十歳以上の女性では手の第一関節が太く変形する「ヘバーデン結節」が、足に転移したひどい外反母趾「仮称：足へバーデン」と「脊柱管狭窄症」とが一致する場合が多く見られます。

特に「仮称：足へバーデン」は足先に起こった「変形性関節症《へんけいせいかんせつしょう》（炎《えん》）」のため、浮き指、外反母趾、扁平足、それぞれの特徴を残した形で変形します。実はこれも新しい理論なのです。

四十歳以上の女性に多いひどい外反母趾は、この「仮称：足ヘバーデン」なのです。「ヘバーデン結節」は「関節リウマチ」とは異なりますが、同じように「変形性関節症（炎）」を起こし、重力の負担（負荷重《ふかじゅう》）により「関節が崩《くず》れやすい」「変形しやすい」「骨がもろい」「骨破壊《こつはかい》を起こしやすい」という特徴が似ています。

ですから、女性の場合はこの「仮称：足ヘバーデン」と「脊柱管狭窄症」との一致が多く見られるのです。足と腰部そのどちらも「変形性関節症（炎）」が関係しているのです。

このように人間の土台となる「足」に異常がある人は重心が踵《かかと》に片寄り、左右差を伴って足裏が不安になります。この足裏の不安定を補った結果、腰部に歪みやズレが起こるのです。そこへ踵からの「過剰《かじょう》な衝撃波《しょうげきは》とねじれ波《は》」という介達外力《かいたつがいりょく》が日常生活の中で反復《はんぷく》され脊柱管狭窄症が発症するのです。

この単純な力学的メカニズムは、私の関係者を除きまだ医療関係者や一般の人たちに広まっていません。様々な腰痛をはじめ、脊柱管狭窄症は「足」に本当の原因が隠れている、と気付かない人が多すぎます。だからこそ、私は**「脊柱管狭窄症は足と腰部のバランスを整えてから治す時代」「足を診《み》ずして腰痛治療はありえない」「足と腰は一緒に治療しなければならない」**と著書や講演、セミナー、スクールなどで長年訴え続けているのです。

不安定な足裏が腰痛を引き起こすメカニズム

歪みやズレのある腰に、歩くたびに踵からの過剰な衝撃波とねじれ波の介達外力が繰り返され、腰の痛みや不調を引き起こす。

【腰の痛み】

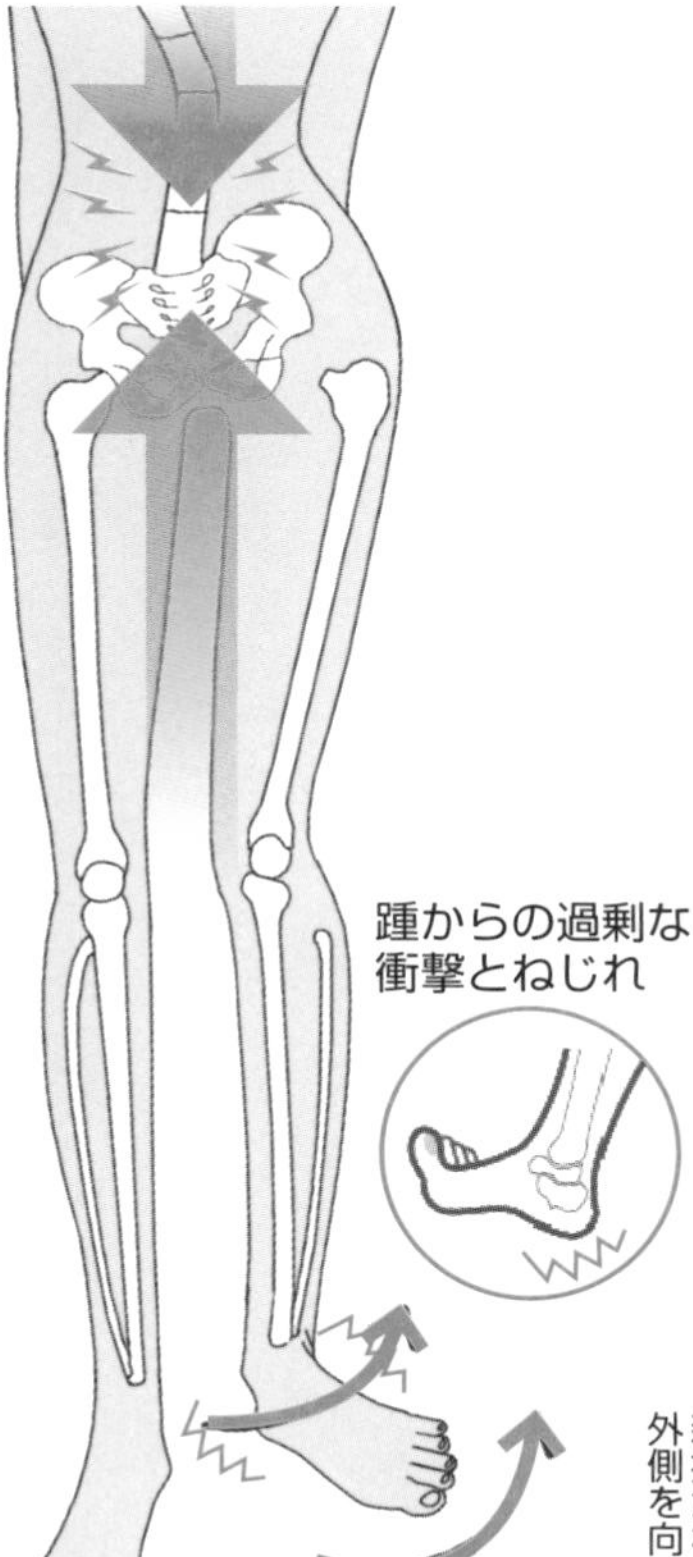

【腰痛を引き起こす不安定な足】

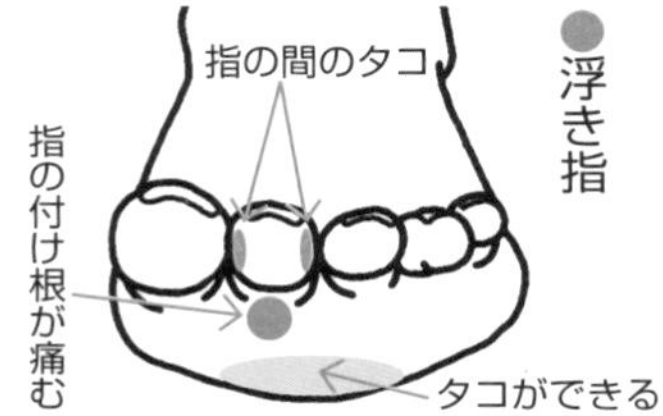

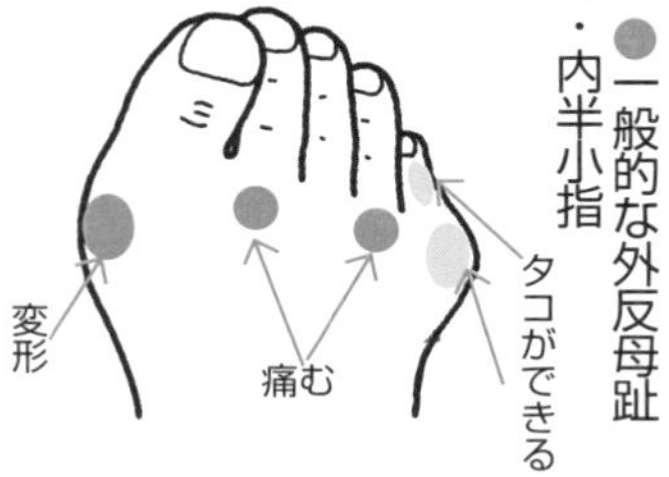

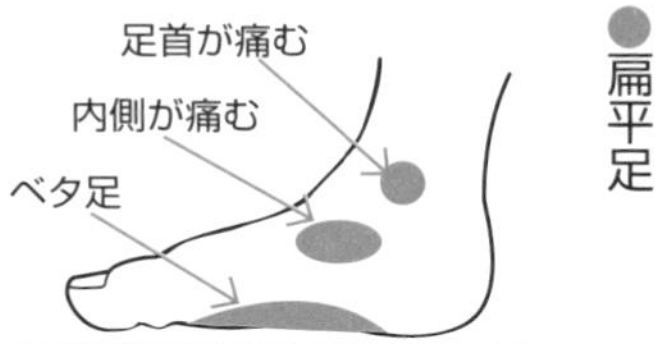

足裏が不安定で疲れやすい

● 40 歳以上のひどい外反母趾「仮称：足ヘバーデン」

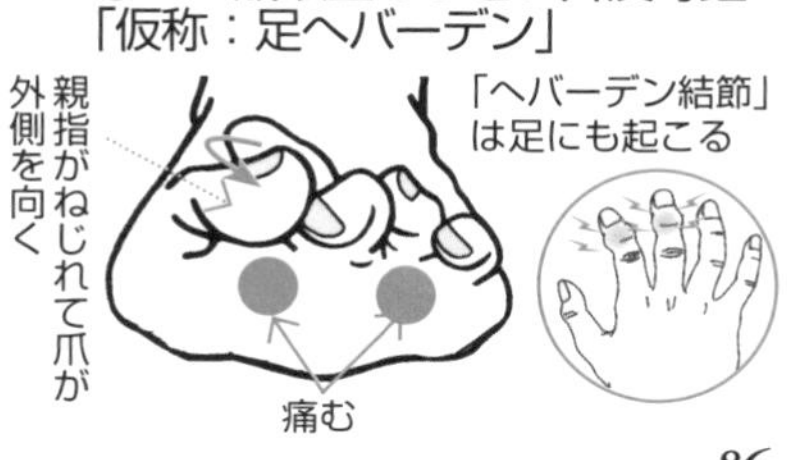

家が傾いたら土台（基礎）を見るということが本能的にあるように、腰部に歪みやズレが起こったらまず人間の土台（基礎）を見ることは自然のことなのです。

このように腰部の歪みやズレの発生源は「足」にあり、またこれに伴う脊柱管狭窄症、ギックリ腰、椎間板《ついかんばん》ヘルニア、分離症、すべり症など様々な腰痛の最大原因も「足裏の不安定」に隠れているのです。

変形や骨破壊、疲労骨折《ひろうこっせつ》など損傷の状態により、それぞれの症名がついているのです。しかし、今も「腰は腰」「足は足」と別々に医療が行われているため、どこの医療機関を訪ねても「足を診せて」というところがないのです。足から腰痛を治す、予防するという考えに至っていないためなかなか良くならない、治りきらないという結果を招いています。

ですから「足を診ずして腰痛治療はありえない」と申し上げているのです。

2　腰痛は足から治す時代、その理由とは？

なぜ、「足から」腰痛を治す必要があるのか？　その理由を最初に知ることです。理由を集約して分かりやすく説明します。

足の異常とは、「浮《う》き指《ゆび》」「外反母趾《がいはんぼし》（内反小趾《ないはんしょうし》も含む）」「扁平足《へんぺいそく》」のことであり、これに「へバーデン結節」が足に転移《てんい》すると、これらの特徴を残した形でひどい外反母趾（仮称：足へバーデン）になります。これらの足の異常は、体の重心を踵へ片寄らせ（踵重心《かかとじゅうしん》）、その左右差を伴うので「足裏が不安定」になる、と説明してきました。

ここから、腰痛は「足から治す」、その理由をもう一度説明します。

①この足裏の不安定を腰で補うと、まず「腰部の歪みやズレ」が起こります。腰と共にひざで補うと、ひざの「反り過ぎ（反張《はんちょう》ひざ、ひざの過伸展《かしんてん》）」も起こります。

②次に歩行時、重心が踵へ片寄っているため、踵からの過剰な衝撃波とねじれ波という介達外力を腰部へ伝えてしまいます。これにひざの反り過ぎが加わり、より強力にストレートに歪みやズレのある腰部へ介達外力を伝えてしまいます。

③最後に日々の「生活環境条件」の中で、①と②が自覚のないまま、あるいは気付かないうちに腰部に反復され、年々徐々に悪化していきます。

●これが、脊柱管狭窄症以外にも椎間板《ついかんばん》ヘルニア、腰椎分離症《ようついぶんりしょう》、腰椎すべり症、ギックリ腰の隠れていた本当の原因になっているのです。

●五十歳以上では、これに「へバーデン結節」が腰部へ転移した「仮称：腰へバーデン」

のため、腰部に変形性関節症（炎）が起こった結果として脊柱管狭窄症や様々な腰痛が起こっています。

●結論として、「足を診ずして腰痛治療はありえない」と再々説明し、腰痛は最初に「足」を診て「足から治す」「足と腰を一緒に、あるいは同時に治療する」という時代へと変化してきたのです。

【足と腰は一緒に治す】

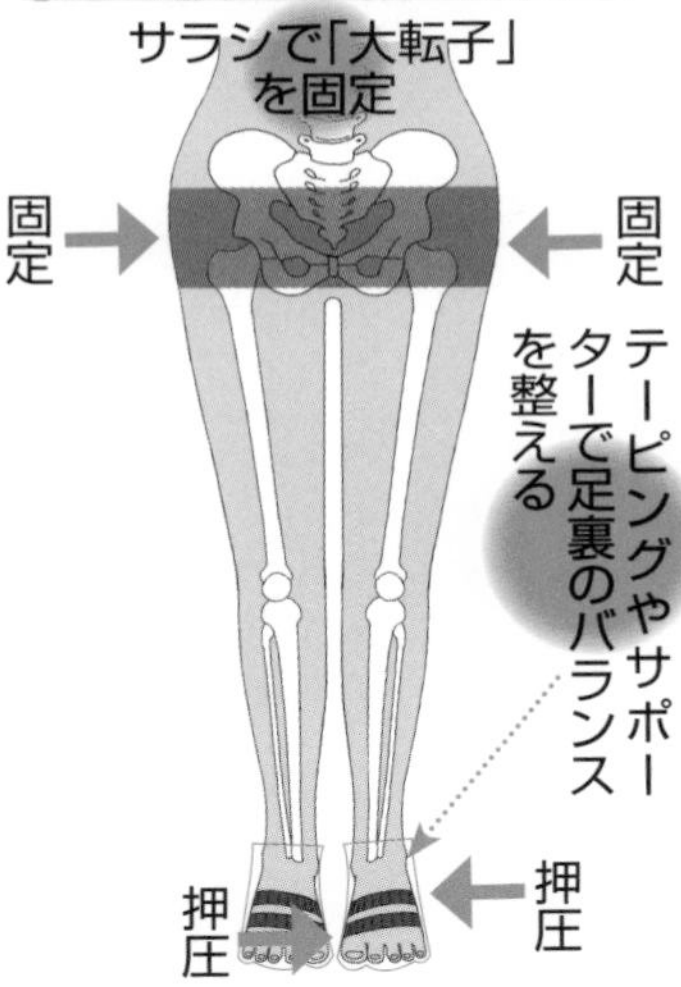

この力学的メカニズムを治療の最初に理解することが必要なのです。家が傾いたらまず基礎部分を正してから上部のバランスを整え、そして補強（固定）していく、という単純な考え方が結果として改善への最短距離となるのです。

3　足裏のバランスを整えると腰部の歪みとズレも整う

時代の変化、ライフスタイルの急激な変化に伴って、多くの現代人は「足裏が不安定」

になっています。「未病」の項（P78参照）でも説明したように、「足裏の不安定」に比例して、

①負傷の瞬間を特定できない痛みや変形、骨破壊が足、ひざ、股関節、腰部、背部、頸部《けいぶ》に起こっています。⬇「運動器系の障害」（ロコモティブシンドローム）

②原因のはっきりしない自律神経失調状態《じりつしんけいしっちょうじょうたい》やうつ状態が「足と首の異常（頸椎症《けいついしょう》）」に伴って起こっています。⬇「抹消神経系《まっしょうしんけいけい》の障害」（ニューロパチーシンドローム）

③発症に気付きにくい代謝障害《たいしゃしょうがい》（生活習慣病）が「足と首の異常と運動不足」を伴って起こっています。⬇「代謝系の障害」（メタボリックシンドローム）

これらの根本原因を追究していくと、人間の土台「足」、重力とのバランスを最も多くコントロールしている「足」にたどりつきます。これを自覚できるかが重要なのです。「カサハラ式テーピング法」やテーピングの機能が編み込まれた専用三本指テーピング靴下か専用のサポーターで足裏のバランスを整えることが必要です。

「足裏のバランス」を整えた状態で歩くと、当然個人差はありますが、平均でも三〜四カ月くらいで踏ん張って歩けるようになります。

●「足裏のバランス」を整えると、次の「三つの足裏の機能」が回復します。

①踵に片寄っていた重心が前の正常な位置に戻り、その左右差もなくなってくるので「足

[カサハラ式足裏バランステーピング法の原理]

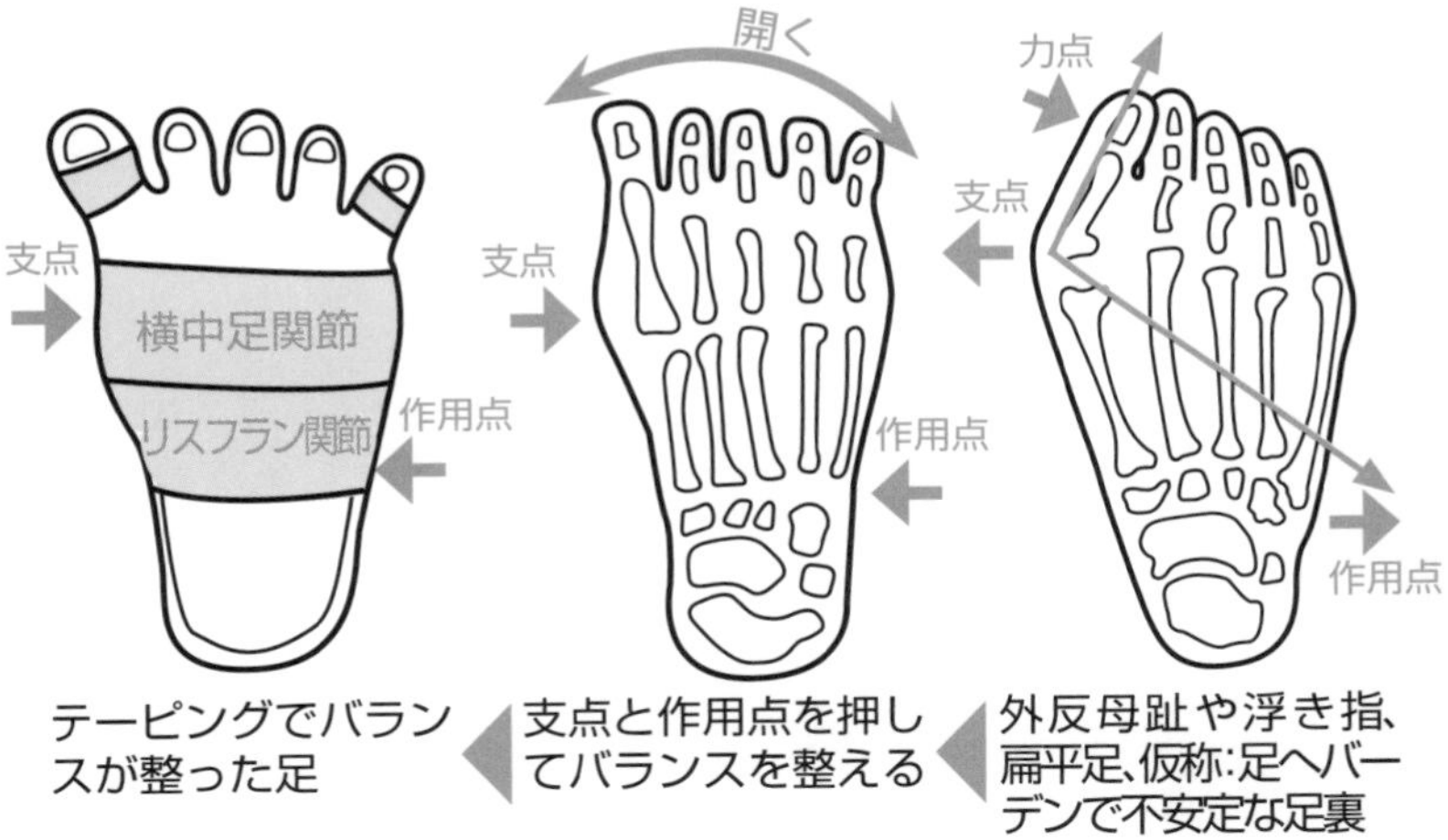

【カサハラ理論「足から未病」を改善するメカニズム】

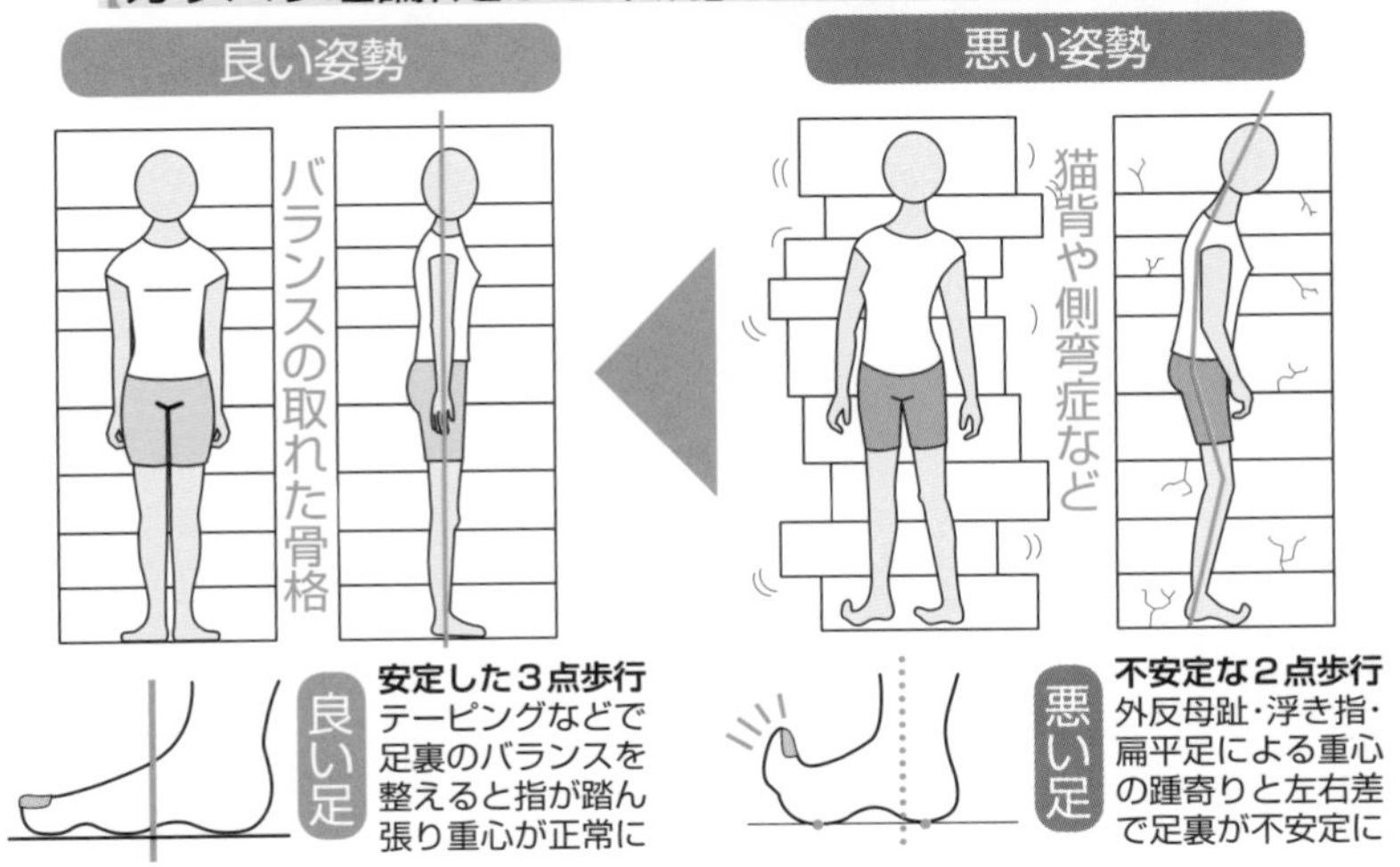

裏の安定機能」が高まる。足裏が安定すると腰や全身のバランスも整い、さらに整体を施すことで、重力との**「構造学的《こうぞうがくてき》な歪《ゆが》み（ズレ）の回復」**ができる。

②足裏の踏ん張り力と共に縦アーチと横アーチが正常な状態に戻るので**「足裏の免震機《めんしんき》能《のう》」**が高まる。足裏の免震機能はこれ以上の変形や骨損傷を防ぐと共に下半身のポンプ作用（筋腹運動）が起こる。さらに血行促進を加えることにより回復時間を早め、**「過労学《かろうがく》的損傷《てきそんしょう》の回復《かいふく》」**ができる。

③足裏の安定機能、免震機能の回復は、生活環境の変化に適応できるため、**「足裏の運動機能」**が高まり腰部を守ることができる。さらに重力の負担度（破壊力）より安静度（治癒力）が上回る固定を加えることで腰部の**「環境条件《かんきょうじょうけん》の回復」**ができる。

これにより自然治癒力（自己治癒力）が最大限に発揮され、恒常性《こうじょうせい》（ホメオスタシス）と共に免疫力《めんえきりょく》も高まってきます。

4　図解でテーピング法の手順を分かりやすく説明

テーピングの前に約六センチ幅の綿包帯「足バンテージ」を足指の付け根（横中足関《よこちゅうそくかん》

[足バンデージ付きカサハラ式テーピング法]

足バンデージの巻き方

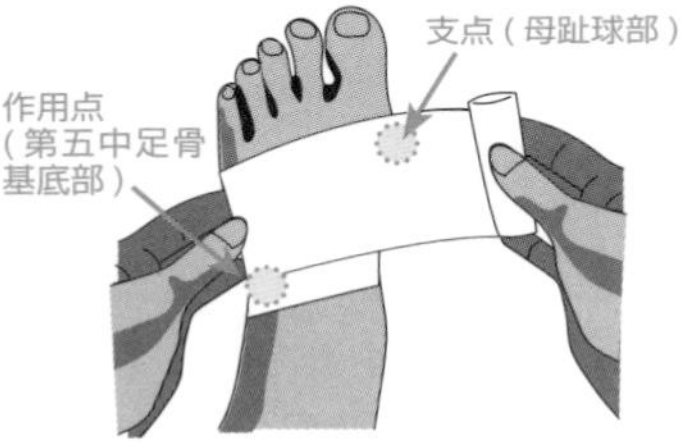

①伸びない綿包帯Ⓑを、母趾球部（支点）から第五中足骨基底部（作用点）を覆うようにすらしながら５～６周巻く。その際強く引っ張らない。

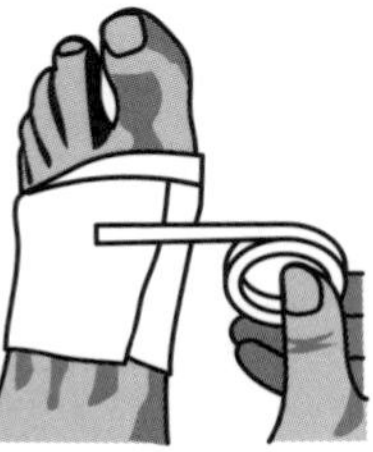

②包帯の最後を紙テープⒸで止める。

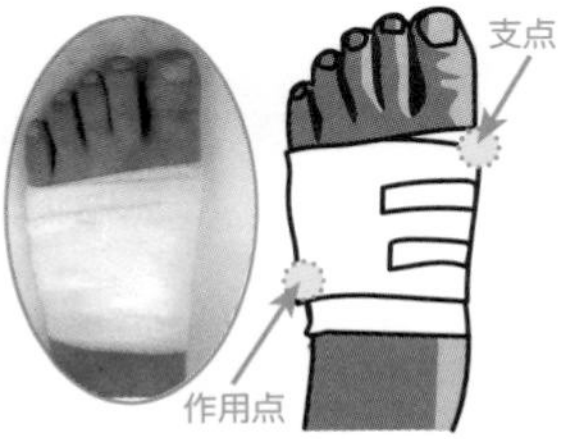

③足バンデージの完成。
（左写真も参照）

用意するもの

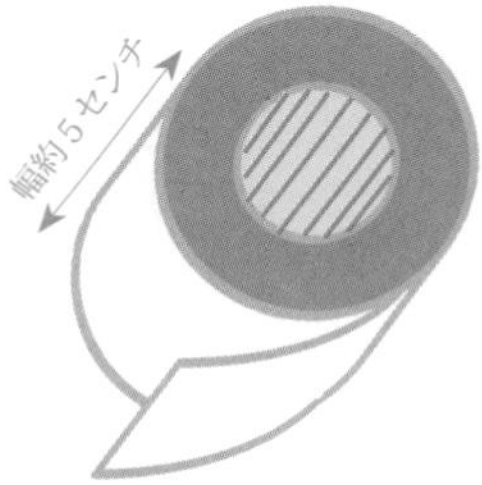

Ⓐ幅約５センチの伸縮のあるテーピング用のテープ…薬局やスーパー、スポーツ用品店などで市販されている、伸縮性で、できるだけ薄く、かぶれにくい素材のもの。

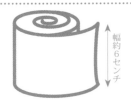

Ⓑ幅約６センチの伸びない綿素材の５裂包帯…薬局やネットなどで販売。

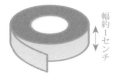

Ⓒ幅約１センチ位の白い紙テープ…薬局などで販売。

節《せつ》）から甲部分（リスフラン関節）にかけて、包帯がたるまない程度に五〜六回巻きます。包帯は強く引っ張って巻かないように注意してください。強く巻きすぎると立ったときに痛くなります。

伸びない綿包帯の目的は、立ったとき、指の付け根（横中足関節）がのびたり、ゆるんでしまうのを防ぎ、踏ん張ったとき甲部分（リスフラン関節）の外側にある第五中足骨基底部に力が逃げないようにするためです。この他、伸縮性がないカサハラ式オリジナルテープでも応用しています。

私はこの療法を「足バンテージ」と名付け、その必要性をボクシングのグローブをつける前、手に巻きこぶしや脳を守るバンテージの役割と同じ意味で説明しています。

●用意するもの

A 幅約五センチの伸縮性のテーピング用テープ。薄くて、かぶれにくい素材を選ぶ。
B 幅約六センチの**伸びない**綿包帯。薬局などで求めてください。
C 幅約一センチの白い紙テープ。

［カサハラ式足裏バランステーピングの型紙］

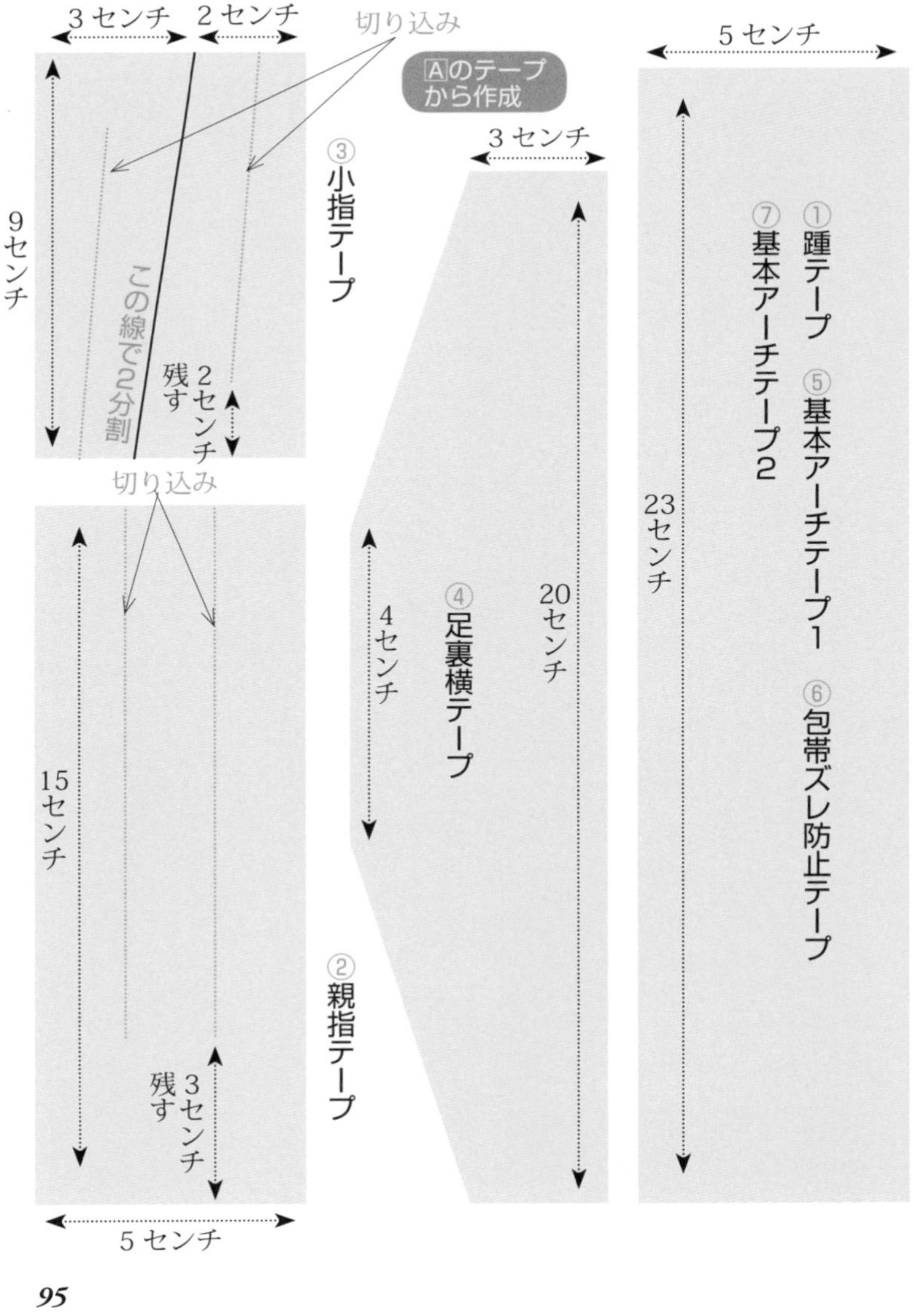

型紙（前頁図）は女性サイズを標準としているので、二十七センチを超える足にはすべて二センチ位長くしてください。

Ａのテープから型紙に合わせてカットして、七枚（①踵テープ・②親指テープ・③小指テープ・④足裏横テープ・⑤基本アーチテープ１・⑥包帯ズレ防止テープ・⑦基本アーチテープ２）を用意します。

テーピングの際にはテープの裏紙は一度にはがさず、貼る箇所から半分位はがしながら貼っていくと不要なところにくっつかず、うまく貼ることができます。

☆小指テープは二枚（両足分）取れます。

☆カットするのが面倒な場合や時間がないという場合は「専用のカット済みテープ」を使用する方法もあります。

【用意するテープの種類】（片足分）

基本テープ①・⑤・⑥・⑦……４枚

②親指テープ……１枚

③小指テープ……１枚

④足裏横テープ……１枚

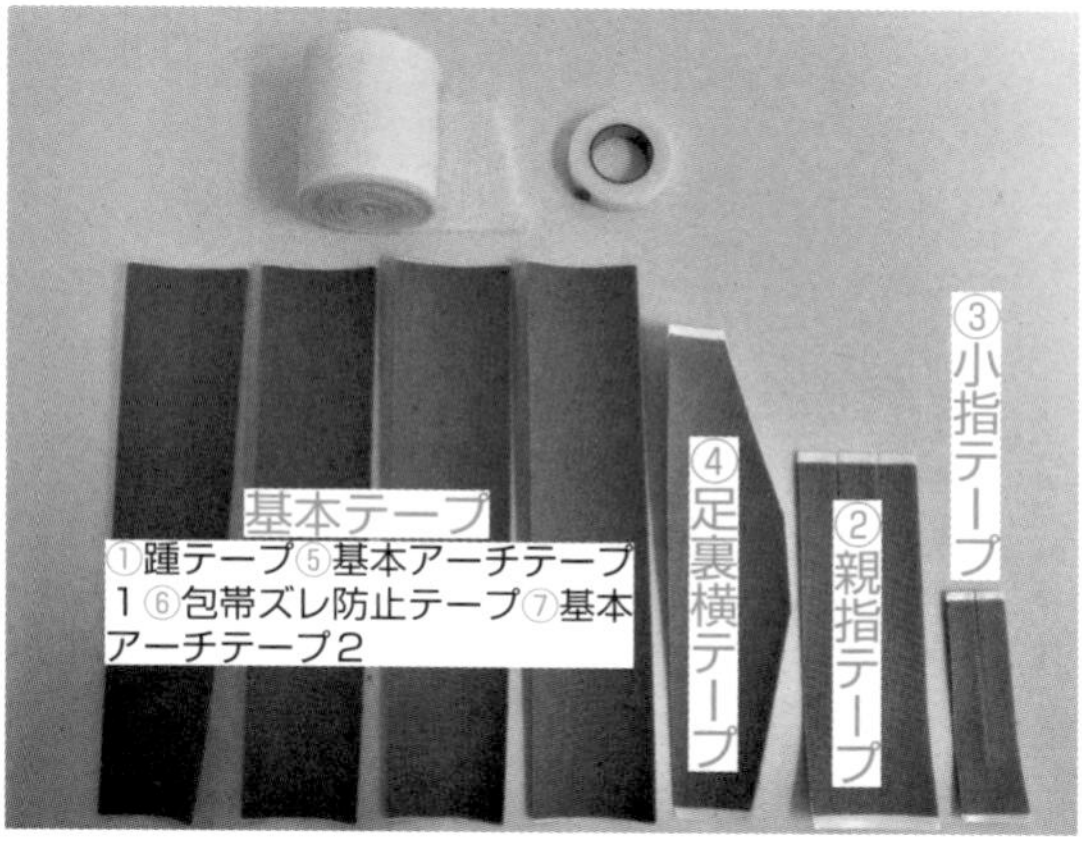

5 テーピング法の手順と貼り方

テーピングで足裏のバランスを整える方法をテコの原理で説明しています。（P91参照）

テーピングは「力点」を解除し「支点」と「作用点」に力が逃げないようにすることが目的です。

型紙（P95参照）から作成した七枚のテープを用意して、順番に貼っていきます。詳しくは次頁からの図の通りです。

【テーピング前】

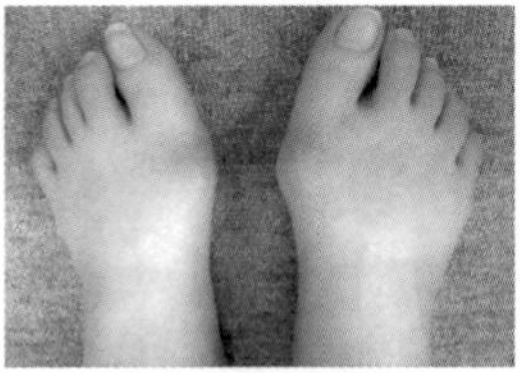

【テーピング後】

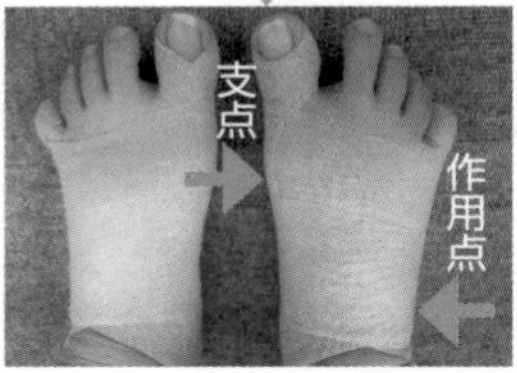

6 テーピングを外した後は専用グッズで使い分け

専門家にテーピングしてもらうと確かに足裏が安定するので気持ちがよく、喜ばれます。その場で背筋が伸び、腰部のバランスも整い、姿勢もよくなってきます。しかし「毎回テ

[カサハラ式足裏バランステーピング法]

＊見やすくするために、解説した貼る際のテープの端を赤くしてあります。

①踵《かかと》テープ

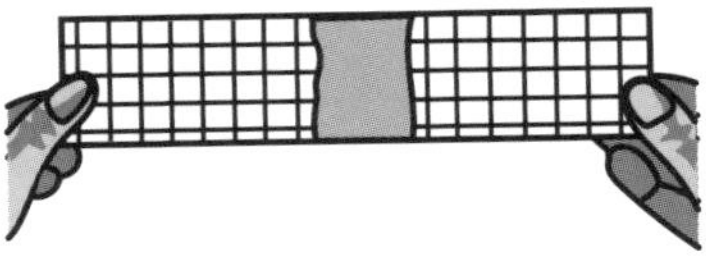

▲テープの中央の紙をちぎる。

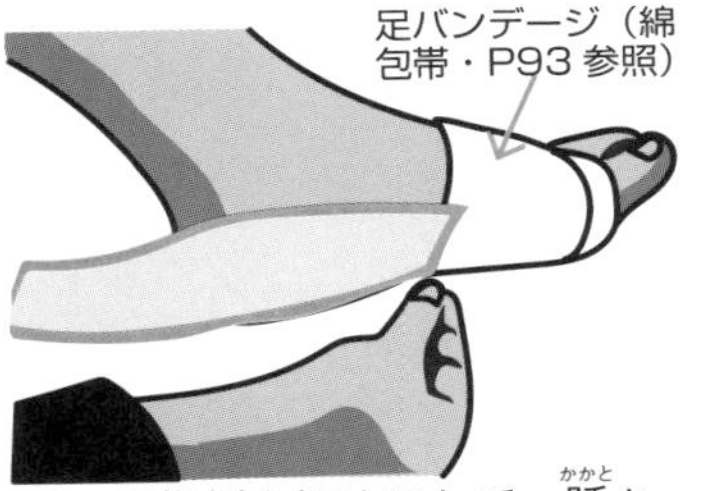

▲親指側を短めにして、踵《かかと》から足裏に向かって貼る。

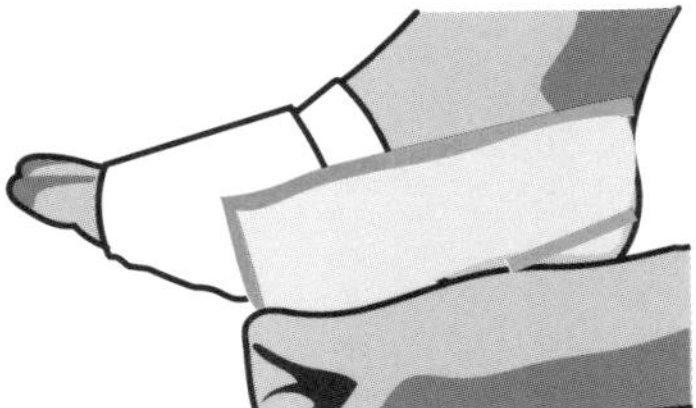

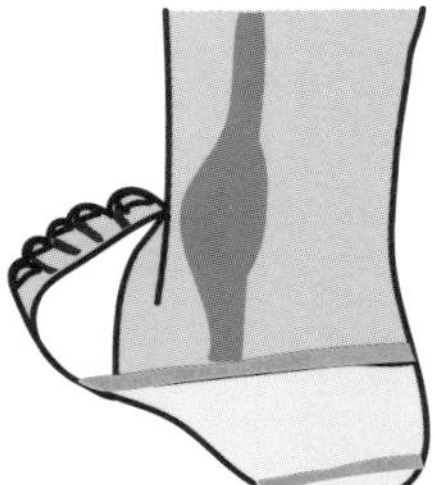

▲◀小指側を長めにして、踵から足裏に向かって貼る。

②親指テープ

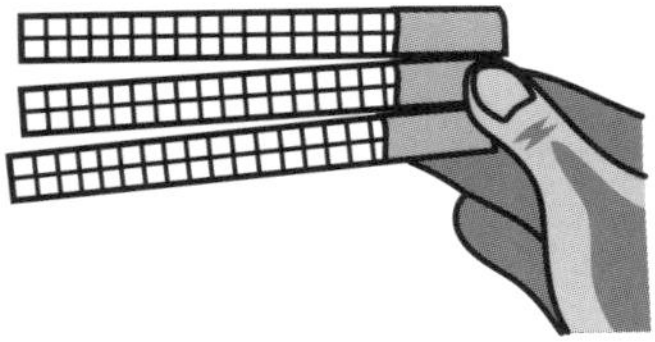

▲３本の切れ目から端の紙をちぎる。

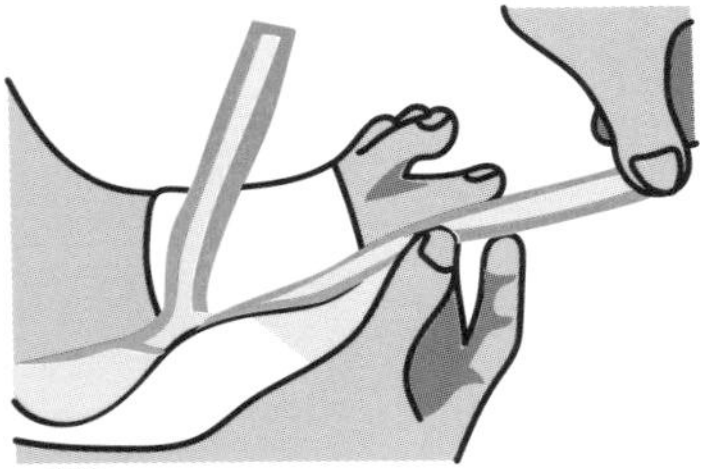

▲踵《かかと》寄りから貼り、真ん中のテープを貼り始めから第一関節までを引っ張り、親指の下を通し指先は引っ張らずに、爪にかからないように軽く巻く。

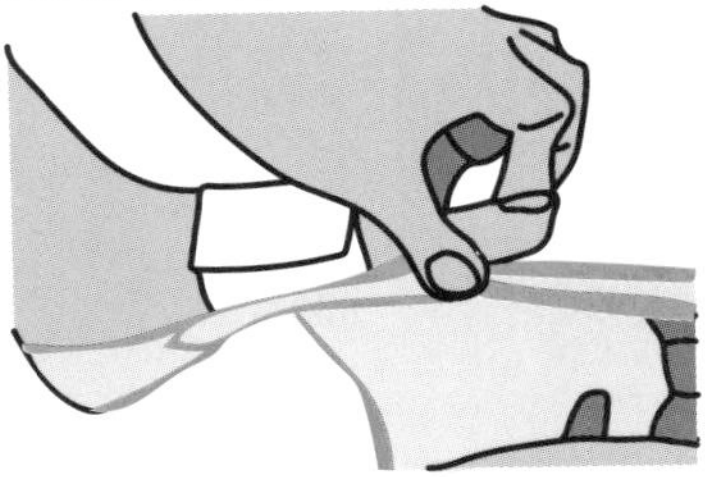

▲上のテープも同様に爪にかけないように巻く。

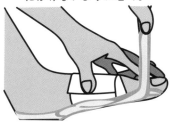

◀下のテープは貼り始めから親指の付け根まで引っ張り、親指の上を通して指先は引っ張らずに軽く巻く。これとは別に補助テープとして短くしたテープを先に貼っておくと効果的。

［カサハラ式足裏バランステーピング法］

■包帯カット

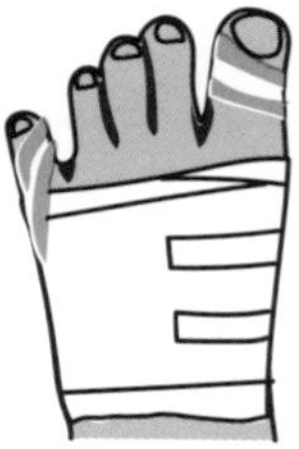

◀足の甲の部分と足裏に三日月形のカットを入れる

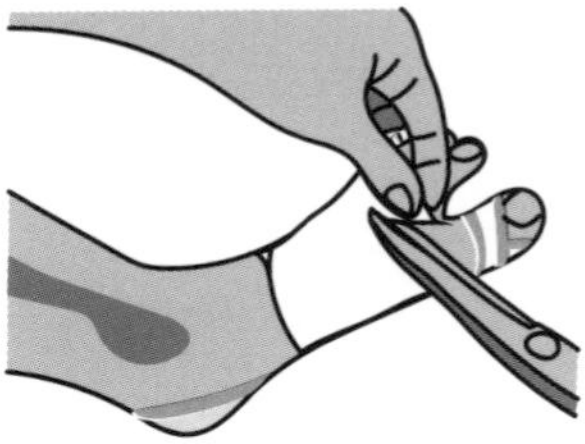

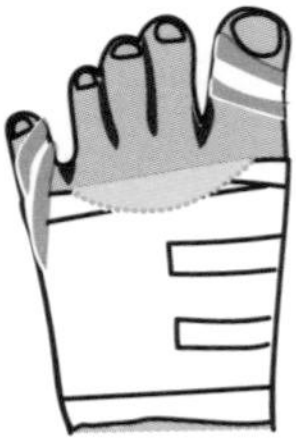

▲カット（ピンク部分）した状態。

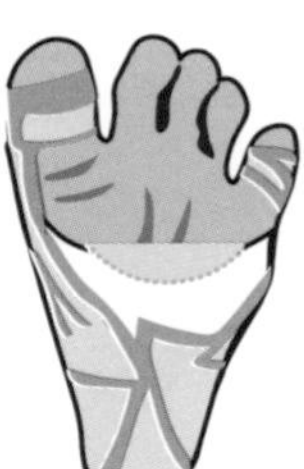

▲同様に足裏にも三日月形のカット（ピンク部分）を入れる。

③小指テープ

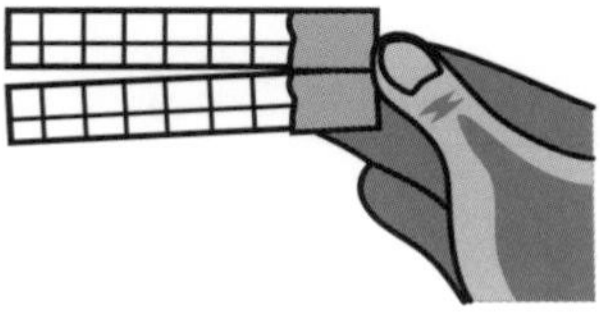

▲２本の切れ目から端の紙をちぎる

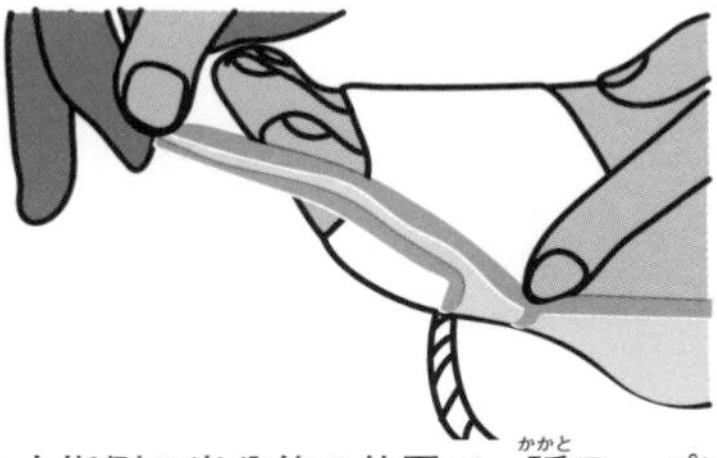

▲小指側の半分位の位置で、踵《かかと》テープにつけて、やや足裏から斜めに張り始める。

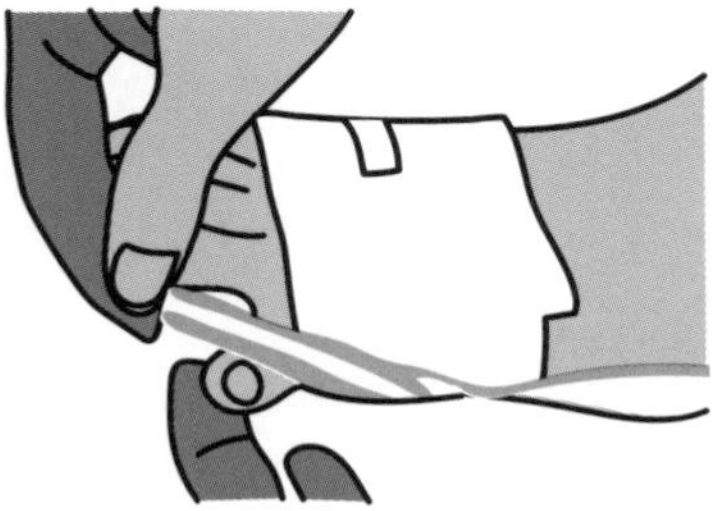

▲上のテープを小指の下から上に貼る。爪にかからないようにする。

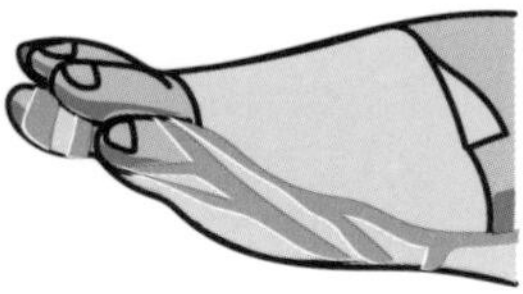

▲下のテープを、小指の上を通して爪にかからないように貼る。

[カサハラ式足裏バランステーピング法]

④足裏横テープ

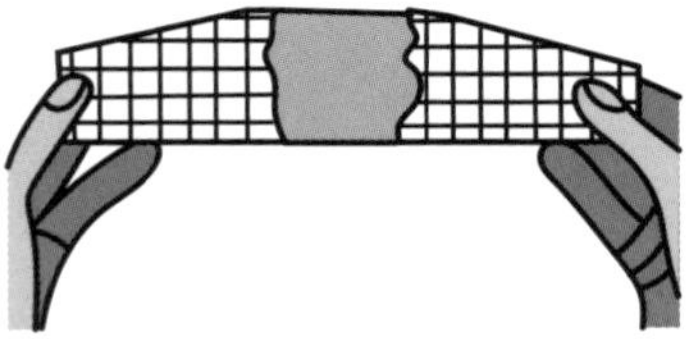

▲中央部分の裏紙をちぎる。

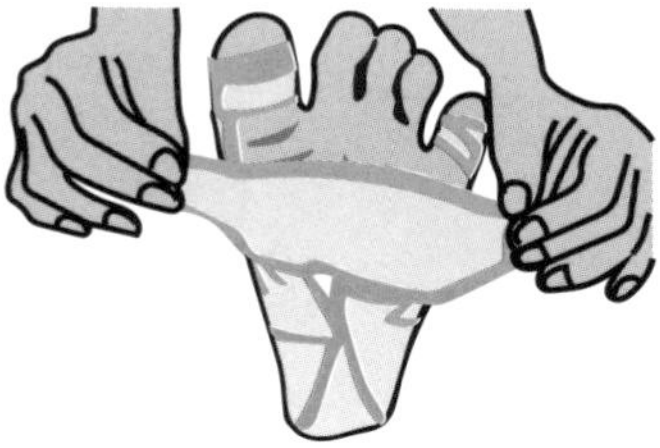

▲山型の上が、指の付け根にあたるように貼る。

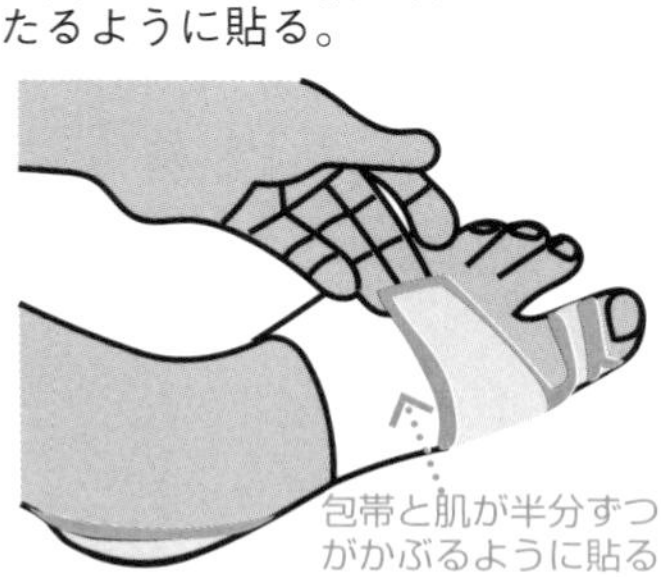
包帯と肌が半分ずつ
がかぶるように貼る

▲親指側のテープを、足裏だけ引っ張って貼り、甲側は軽く貼るだけ。

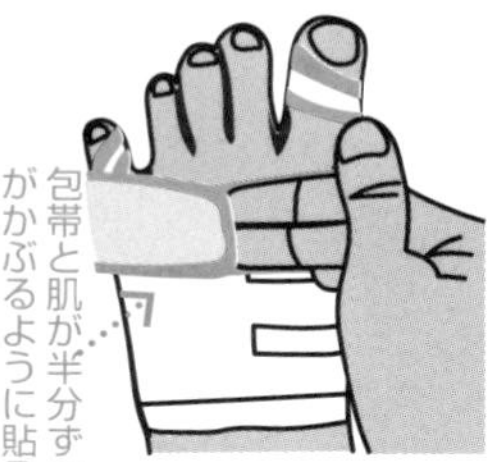
包帯と肌が半分ずつがかぶるように貼る

◀小指側のテープも同様に足裏だけ引っ張って、甲側は軽く貼るだけ。

⑤基本アーチテープ1

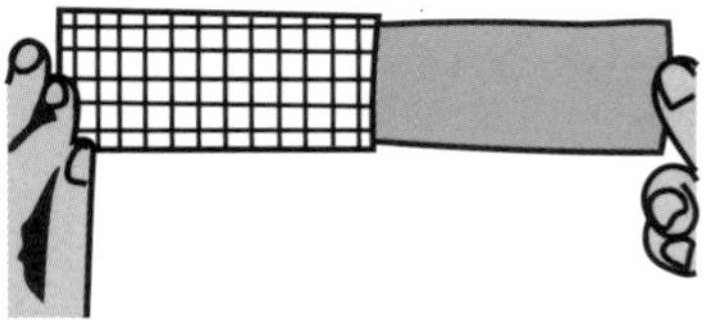

▲テープの裏紙を半分ちぎる。

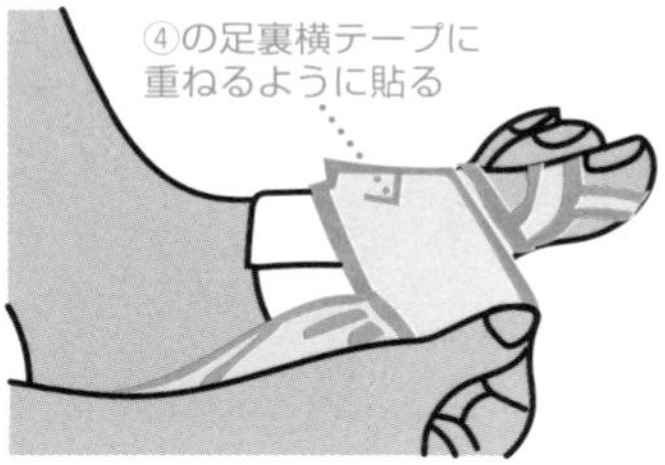
④の足裏横テープに
重ねるように貼る

▲ちぎった部分を親指付け根にあて、足裏へ軽く引っ張って貼る。甲は引っ張らない。

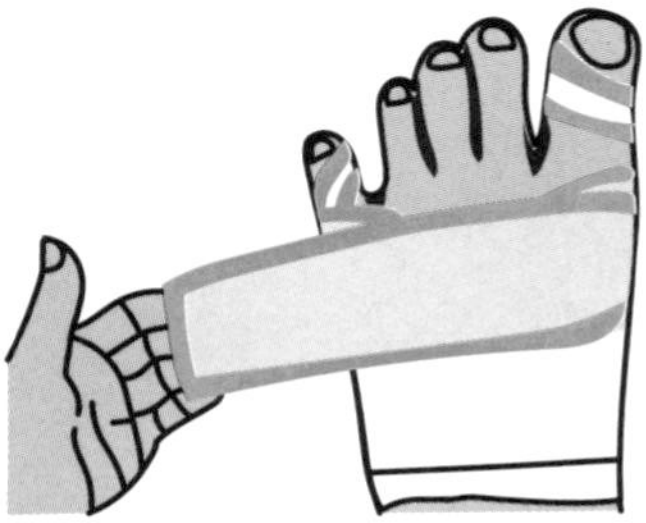

▲小指側も同様に、足裏を軽く引っ張り、甲は引っ張らず貼り合わせる。

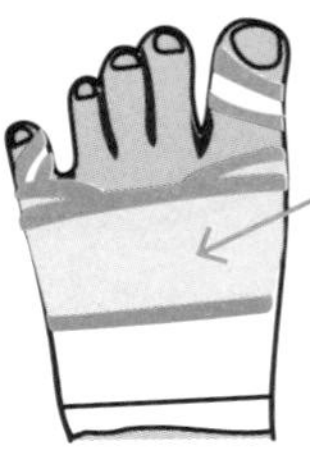

◀基本アーチテープ1の完成。

＊見やすくするために、解説した貼る際のテープの端を赤くしてあります。

［カサハラ式足裏バランステーピング法］

⑥包帯ズレ防止テープ

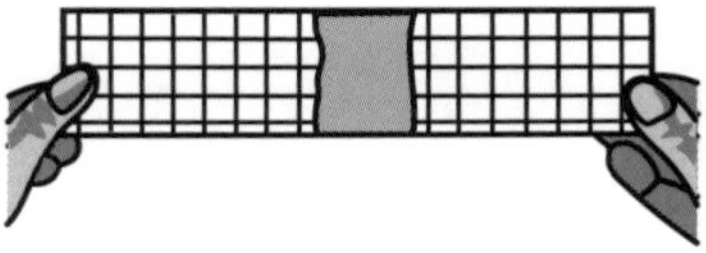

▲テープの中央部分の裏紙をちぎる

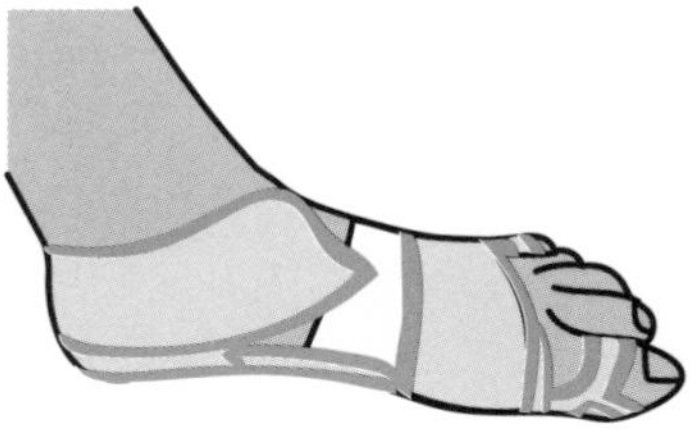

▲左右均等の長さで、踵《かかと》から甲へ少し重ねて軽く貼る（親指側）。

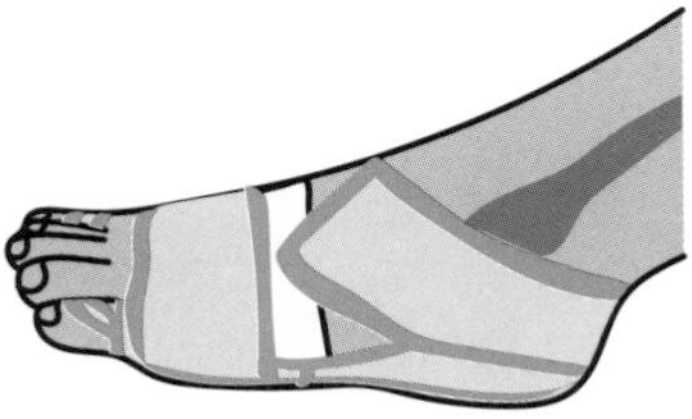

▲左右均等の長さで、踵から甲へ少し重ねて軽く貼る（小指側）。

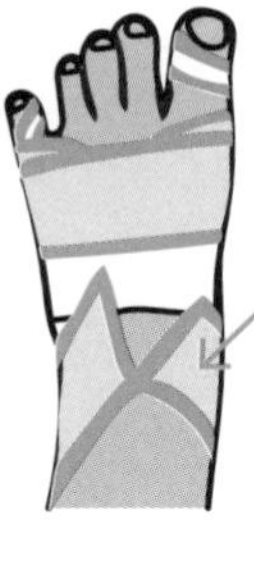

◀包帯ズレ防止テープの完成。

⑦基本アーチテープ2

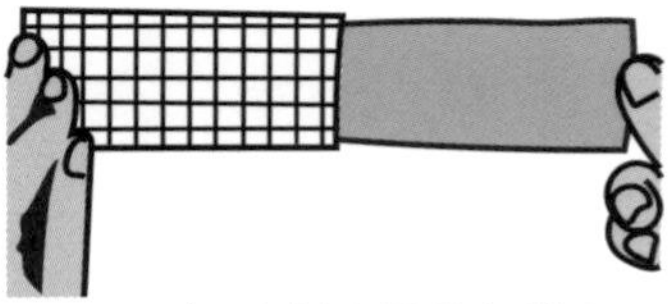

▲テープの裏紙を半分ちぎる。

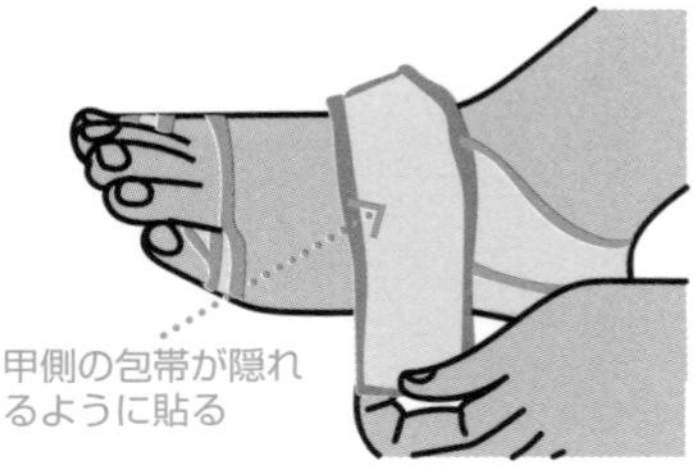

▲基本アーチテープ1に1／3程重ねて甲に貼り、小指側より貼り始め、足裏だけ軽く引っ張る。

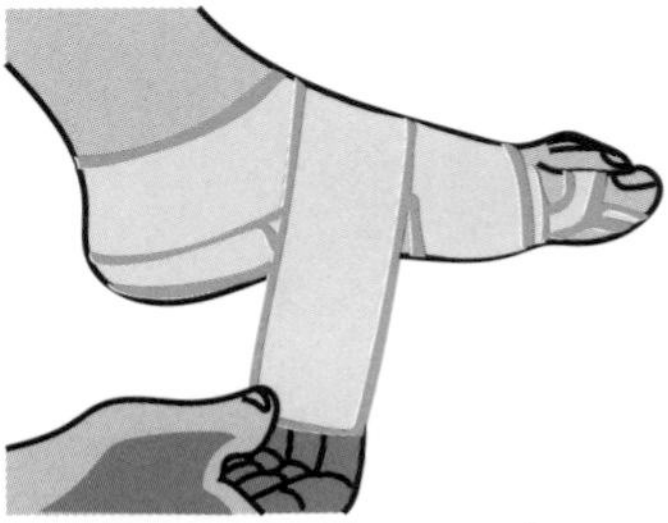

▲親指側も甲は引っ張らず、足裏だけ軽く引っ張る。

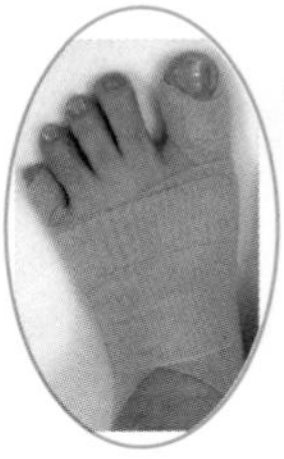

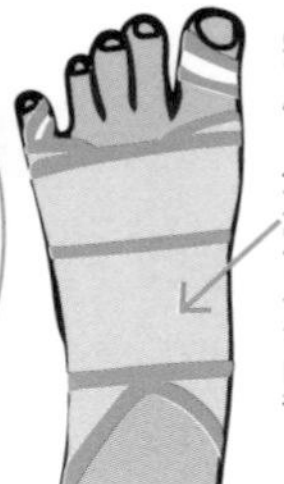

◀基本アーチテープ2の完成。（左写真参照）

ーピングするのは面倒だ」「テーピングが難しくて早く貼れない」「時間がない」「肌がかゆい」などいそがしい現代人にとって、テーピングだけでは長続きしません。

そこでテーピングをはずした後は自分で専用テーピング靴下や専用のサポーターで常に足裏のバランスを整え、本来の正しい歩行で「足底筋群《そくていきんぐん》」を鍛えてください。

人間の土台となる足裏の筋肉、歩くために必要な筋肉である「足底筋群」は一日ではつきません。三～四ヵ月、長くても半年くらい続けることによって、踏ん張れて自然に正しい歩行ができるようになってきます。

足裏が安定し、踏ん張れるようになると、腰部の歪みやズレがなくなり、踵からの「過剰な衝撃波とねじれ波」という介達外力を軽減することができます。これは建物でいうところの〝基礎工事〟に例えられますが、バンデージ付きテーピングを百％とした場合、この専用靴下や専用サポーターだけでも七十％くらいの〝基礎工事〟が可能となります。

現代人に「浮き指」「外反母趾」「内反小趾」「扁平足」、それに四十歳以上の女性では「へバーデン結節」が足に転移（発症）したひどい外反母趾「仮称：足へバーデン」が激増しています。

しかしなかなか有効な治療器具や予防装具が見当たらない中、専用のテーピング靴下、

専用のサポーターを愛用する人が増え続け、社会に定着してきています。

これまでの靴下の役割は足を摩擦《まさつ》などから保護したり、足と靴との摩擦を防いだり、またファッション的要素が重要視されてきましたが、**靴下の役割が大きく変わり、「靴下革命」が起こっているのです。**

専用三本指テーピング靴下には「〝足から未病〟のうちに改善」という大きなテーマがあります。二本のテーピングが機能的に編み込んであり、しかも三本指タイプなので履くだけで足裏のバランスを整えることができます。

すべての目的は自分で足裏のバランスを整えることによって、踵に片寄っていた重心を正常な前の位置に戻し、その左右差をなくし、足裏を安定させ「〝足から未病〟のうちに改善」することになるのです。

さらに専用サポーターと三本指靴下との併用法は包帯で固定する「足バンデージ」の代わりとして、足の横幅が広がり過ぎてバランスが狂わないようにする効果があります。

足の横幅が広がり過ぎたり、ゆるんでいる人や強い痛みのある人はテーピング靴下だけでは支えきれません。

そこでさらに「足バンテージ」の役割を強力にする専用サポーターをテーピング靴下（三

【3本指テーピング靴下の機能】

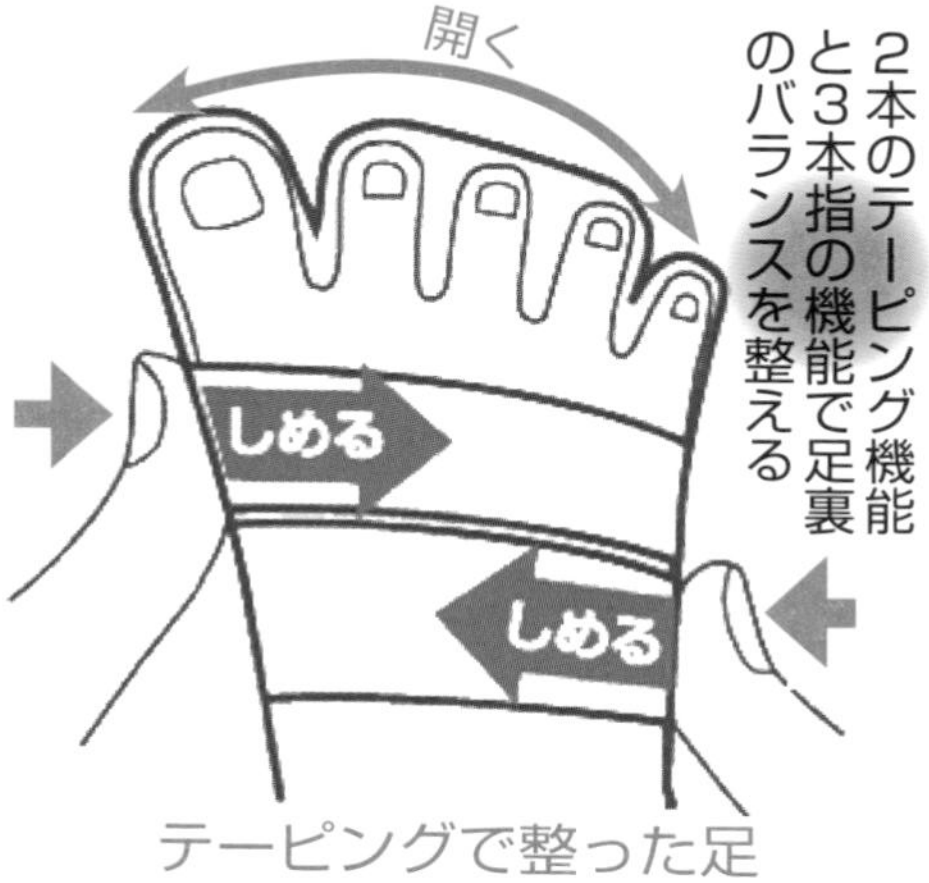

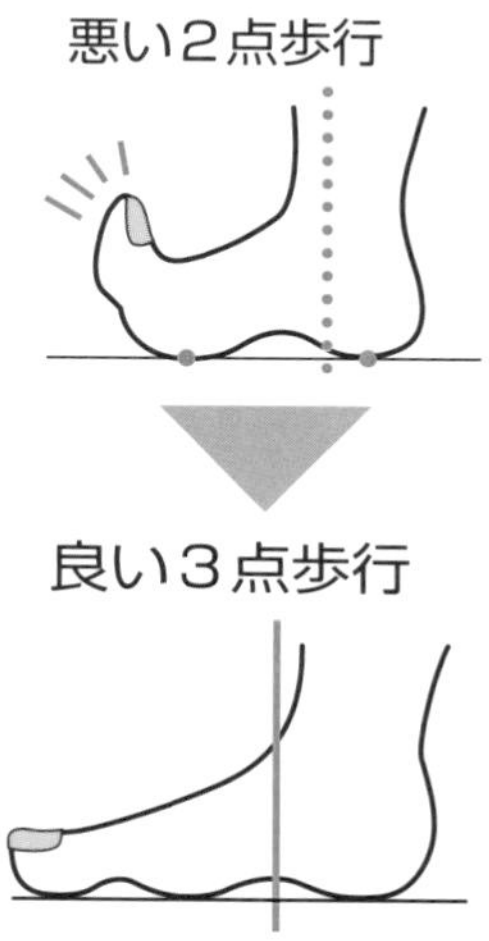

【3本指テーピング靴下と専用サポーターとの併用法】

両タイプとも指がしっかり開く

指間パッドタイプと3本指テーピング靴下との併用

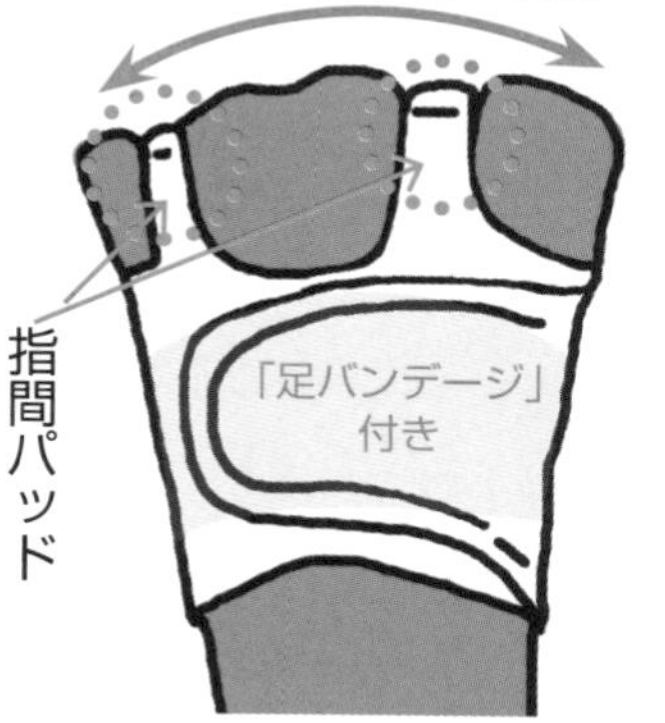

・指が重なったり、軽度の外反母趾など、親指と小指にはさんで装着

筒型タイプと3本指テーピング靴下との併用

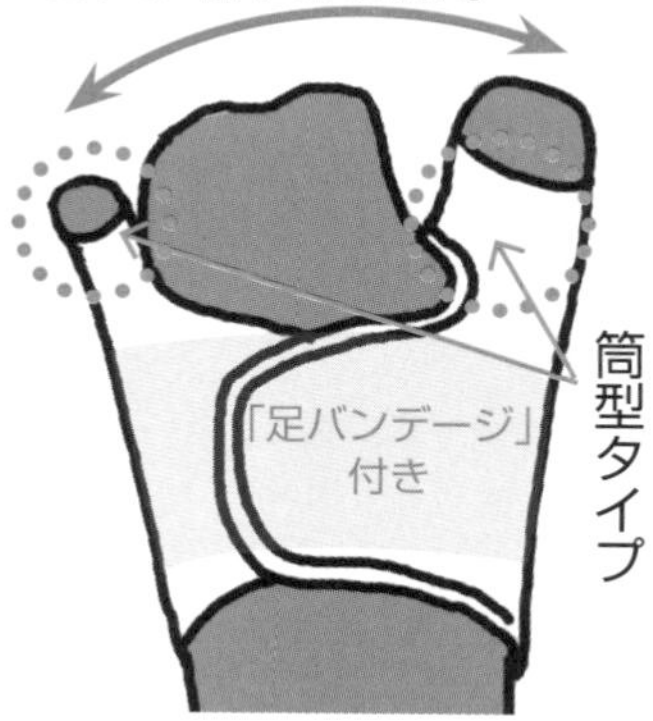

・ひどい外反母趾（仮称：足ヘバーデン）など、どんな足にも合わせやすく簡単に装着

本指タイプ）の上から使用するとかなりの効果を実感できると思います。この専用サポーターには指先部分が「筒形《つつがた》タイプ」と「指間《しかん》パッドタイプ」があります。

変形が軽度の場合は指間パッドタイプ、変形が進んで指の重なりがある場合は筒形タイプが適合します。

足裏の異常が激増する中、足裏を整える専用器具の重要度が高まっています。私は本来これらの専用靴下や専用サポーターは医療装具として取り扱われなければならない、このままでは患者さんの不利益が続いてしまうと長年訴え続けています。

７　簡単にできる包帯と靴下の併用法

５でカサハラ式足裏バランステーピング法を紹介しましたが、「難しくて巻けない」「足の痛みがあり、テーピングの代わりとなる専用のテーピング靴下だけでは心配」「サポーターでは靴を履けない」という場合は、伸びない包帯または伸縮性のない専用テープ「足バンデージ」と三本指テーピング靴下との併用が簡単です。カサハラ式「足バンデージ」テーピング法の八十％位の効果があります。その三本指テーピング靴下を履く前に、甲全

【簡単に強力サポートする「足バンデージ」と専用テーピング靴下との併用法】

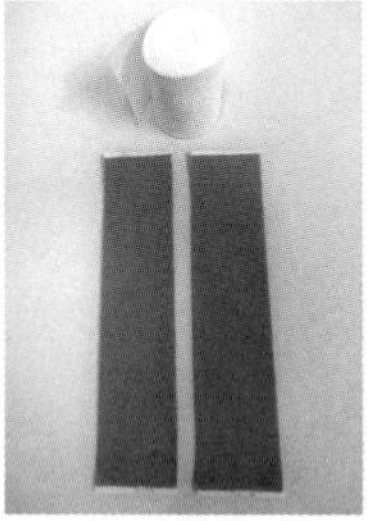

【用意するもの】

・約6センチ幅の伸びない綿包帯
・幅5センチ、長さ23センチの伸縮性テープ×2枚(片足分)

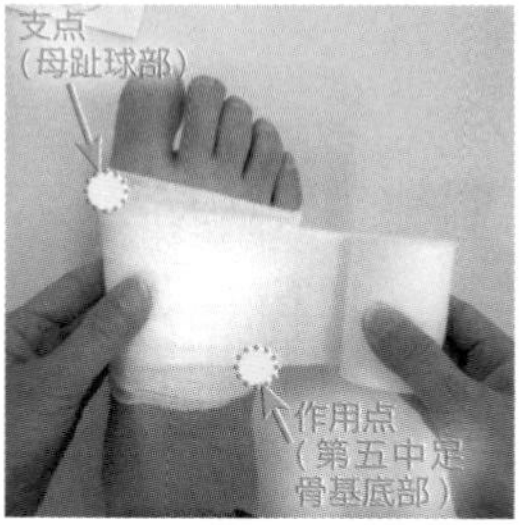

①伸びない綿包帯を、支点（母趾球部）と作用点（第5中足骨基底部）を覆うように、各3回ずつ巻く。

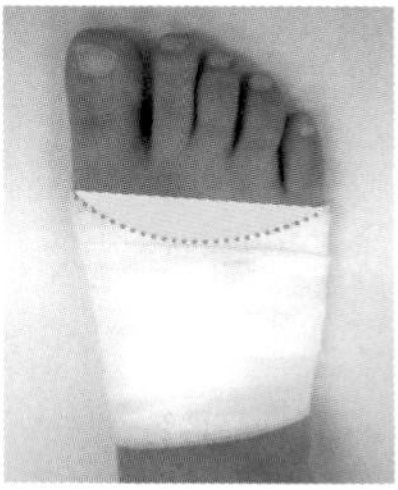

②甲側の包帯を三日月形にカット。

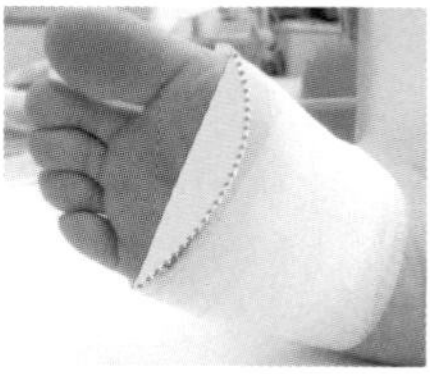

③足裏側の包帯を三日月形にカット。

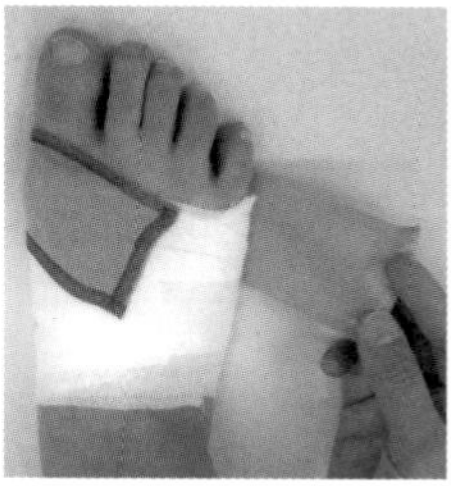

④包帯がずれないように、指先側の包帯をテープで止める。

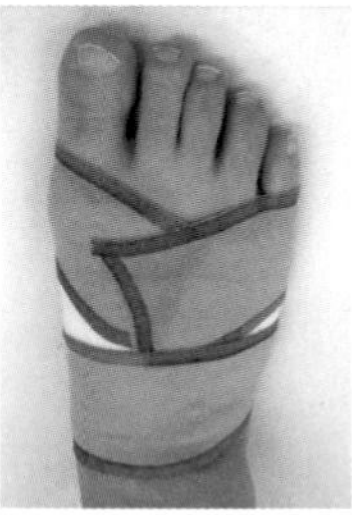

⑤包帯がずれないように、足首側の包帯もテープで止める。

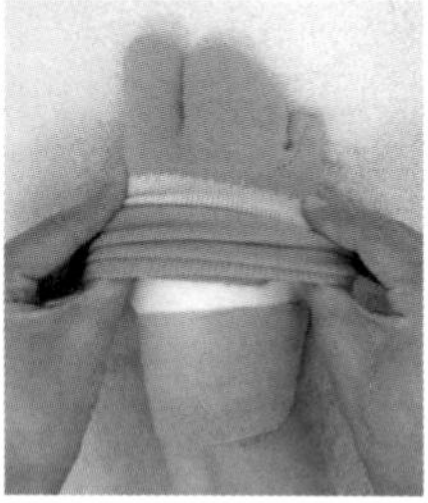

⑥バンデージ包帯の上から「3本指テーピング靴下」を履く。

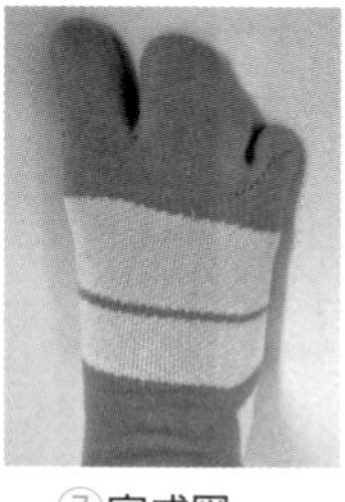

⑦完成図。

体に伸びない綿包帯を五～六回巻く、または伸縮性のないテープを一周させ固定力を強化して体重が乗ったとき、足の横幅が広がり過ぎないようにします。

伸びない包帯「足バンテージ」を巻いた場合は包帯がズレないように二三センチにカットした基本テープ二枚を貼ります。その上から専用の三本指テーピング靴下を履きます。伸縮性のない専用テープの場合はその上から専用の三本指テーピング靴下を履きます。**両足に行うと自然と正しい歩行が促され、上半身のバランスと共に姿勢もよくなり、三～四ヵ月を過ぎた頃から疲れにくい体へと変わってきます。特に痛みのある方には有効**で、その直後から痛みを感じなく歩ける人が多くいます。横に広がりゆるんでいる横中足関節とリスフラン関節を固定することで足の痛みが軽減してきます。固定には必ず伸びない綿包帯や専用テープを使用してください。

・家にいるときは、三本指テーピングテーピング靴下と専用サポーターとの併用
・お出かけするときは伸びない包帯や専用テープによる「足バンテージ」とテーピング靴下との併用と使い分けると、継続することができます。当然症状によって個人差はありますが、三～四ヵ月続けると足底筋群《そくていきんぐん》が鍛えられ、踏ん張れるようになります。踏ん張れるようになると、足裏から腰部や全身のバランスも整ってきます。

このように足裏から腰部のバランスを整えたうえで固定を行うのが新しい腰痛治療なのです。

8　足のひどい変形と足首のゆるみは足首の包帯固定

脊柱管狭窄症をはじめ、様々な腰痛を訴える人の足を診ると、浮き指、外反母趾（内反小趾含む）、扁平足、それに四十歳以上では手の第一関節が太く変形する「ヘバーデン結節」が足に転移（発症）し、ひどく変形した外反母趾「仮称：足へバーデン」が集中して見られます。特に、五十歳以上で「仮称：足へバーデン」のある人は歩くとき足先が外方向へ流れるねじれ歩行となり、腰部に歪みやズレが起こり、腰部にも「へバーデン結節」による変形性関節症（炎）が起こります。そこへ踵からの過剰《かじょう》な衝撃波《しょうげきは》とねじれ波が伝わり、日常生活の中で反復されたことが慢性痛の本当の原因だと繰り返し説明しています。新しい内容でありとても重要ことなので、繰り返し説明しているのです。

ひどい外反母趾「仮称：足へバーデン」は歩くとき足先が外方向へねじれるのと同じに、足首もゆるんでしまっている場合がほとんどなのです。ですから足関節に負傷の瞬間を特

［足のひどい変形や足首のゆるみには「足首サラシ固定」］

【自分で簡単に行う場合は三本指テーピング靴下と足首包帯の代わりに専用サポーター（ヒールロック）との併用】

①三本指テーピング靴下を履く。

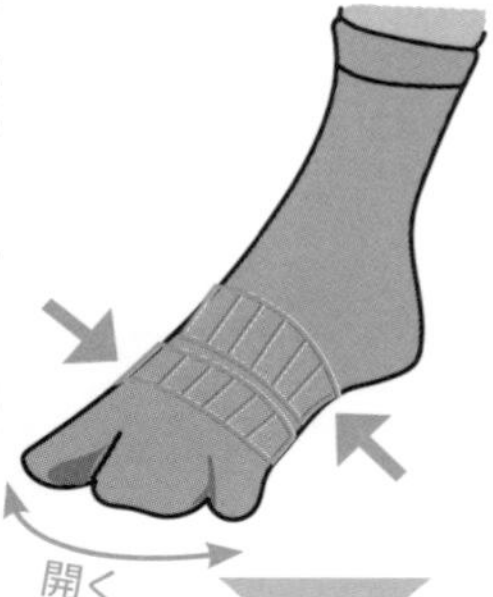

②その上から専用の足首サポーターを装着。

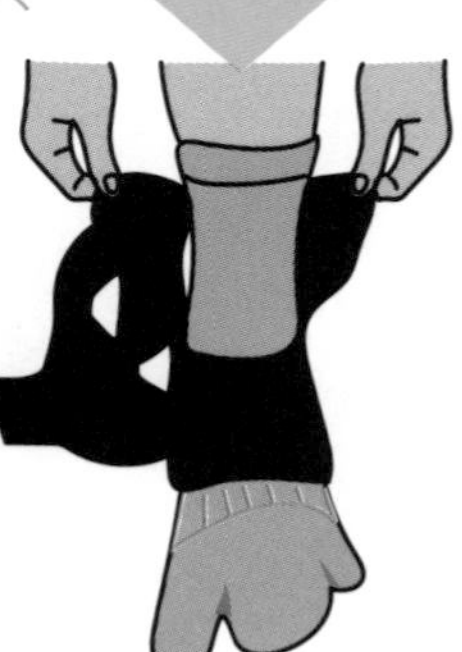

③完成。

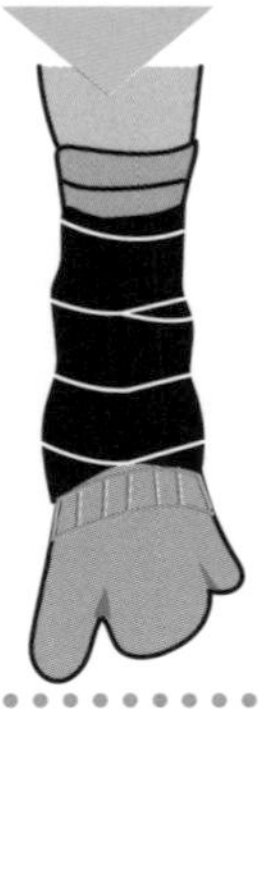

①足首の前部分のこすれ防止としてガーゼや綿花を当てる。

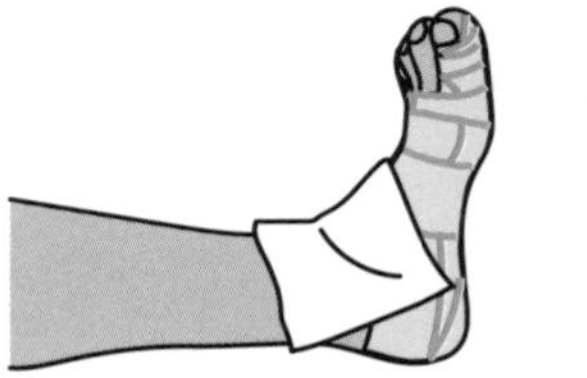

②足首を90度に背屈させて三裂幅のサラシ包帯を巻く（幅約10センチ長さ約2メートル）。

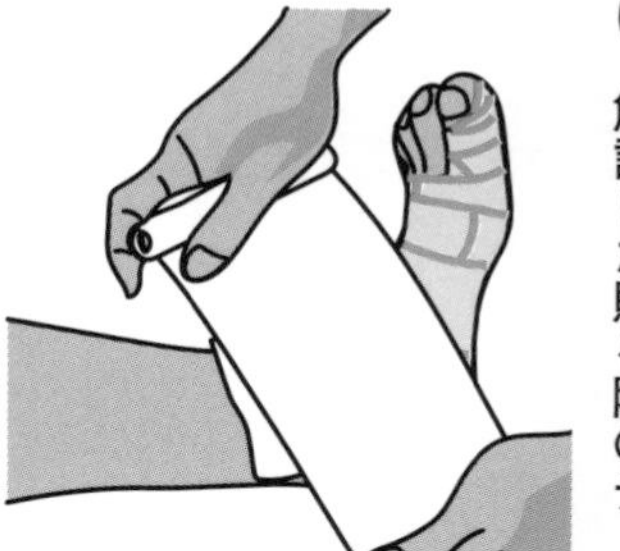

③三裂のサラシ包帯の上からさらに四裂幅の伸びない綿包帯を足首を90度に曲げて巻く。

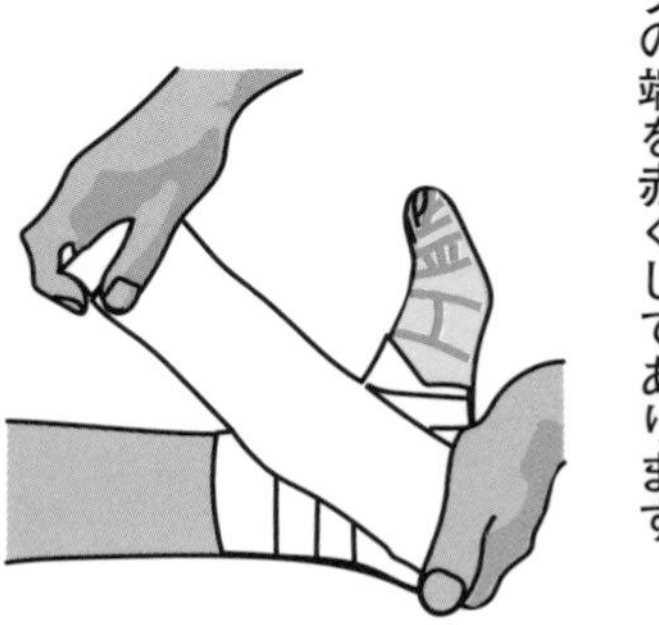

④完成。

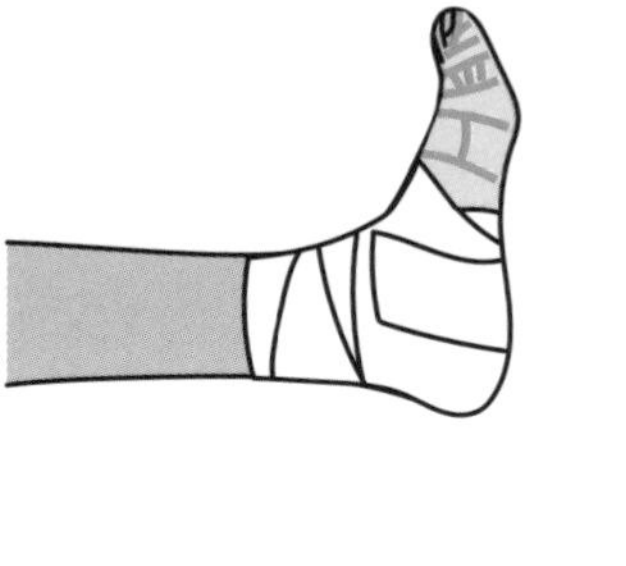

＊見やすくするために、解説した貼る際のテープの端を赤くしてあります。

定できない捻挫《ねんざ》と共に痛みや腫《は》れ、骨の変形を起こすのです。

手の「ヘバーデン結節」がバランスの悪い足関節にも転移（発症）して足首が腫れたり変形してゆるんでしまっている人が多く見られます。

足首のゆるみ（足関節のゆるみ）は腰部の歪みやズレを大きくし、その腰部へも「ヘバーデン結節」が転移（発症）し、さらに踵からの過剰な衝撃波とねじれ波が日常生活の中で反復され、脊柱管狭窄症や様々な腰痛の隠れている本当の原因なのです。

この説明からもわかるように、足首がゆるんでいる場合はカサハラ式テーピングの上からさらに足関節から足先にかけての包帯固定で「ねじれ歩行」を止めることが必要です。テーピングや包帯が難しい場合は先に三本指テーピング靴下を履き、その上に包帯の代わりとなる専用の足首サポーターを併用することで人間の土台に〝基礎工事〟をするのです。

9　テーピングの注意点とその後のケア

①テーピングの前に巻く包帯は強く引っ張らず、ゆるまない程度に巻いてください。

②テーピングは個人差もありますが、通常二〜三日を目安に貼り、専用靴下や専用サポー

ターとの併用を繰り返しながら続けてください。

③包帯を用いたテーピングは、お風呂で濡らすことができません。ビニール袋などで濡れないようにしてください。

④テープをはがすときは、皮膚を傷めないようゆっくりはがしてください。

⑤水虫・アレルギー・皮膚疾患のある人はテーピングは適さないので、専用靴下や専用サポーターで対応してください。

⑥ひどい外反母趾「仮称：足ヘバーデン」や関節リウマチで親指の付け根（母趾球部《ぼしきゅうぶ》）に炎症が起こっている炎症期、急性期の場合は、テーピングで足裏のバランスを整えると、夜間に痛みがでることがあるので、その時は親指のテーピングを親指の付け根あたりからハサミで切ってゆるめてください。またその場合は、足関節から足指の付け根に包帯固定をすると、重力の負担（負荷重）が軽減され、痛みもなくなってきます。

10　腰痛を改善するカサハラ式ウォーキング

浮き指や外反母趾、内反小趾、扁平足、それに四十歳以上では「ヘバーデン結節」が足に転移（発症）した「仮称：足へバーデン」があると、指先に力が入りません。踏ん張れず、足の指が浮いてしまうと、体の重心が踵へ片寄るのと同時にひざも反り過ぎ（過伸展）てしまう「反張ひざ」になります。

この状態で歩くと踵から着地してしまい、過剰な衝撃波とねじれ派が歪みやズレのある腰部へより強く伝わります。また踵への片寄りは左右差を伴い、片方の足先が外方向へ必要以上に流れる「ねじれ歩行」になり、ますます腰の歪みやズレを大きくしてしまいます。

まとめると「悪い足による悪い歩き方」が腰部に歪みやズレを発生させる。そこへ踵からの「過剰な衝撃波とねじれ波」という介達外力（突き上げ）が日常生活の中で反復されたことにより、様々な腰痛が起こります。五十歳以上ではこれに「へバーデン結節」の腰部への転移（発症）が加わり、脊柱管狭窄症が起こります。

「悪い足による悪い歩き方」を正すことは腰痛改善にも必要です。

①まず、不安定な足裏をカサハラ式テーピングや専用靴下、専用サポーターで整え、足指を踏ん張らせることで重心の踵寄りと左右差をなくす。

②次に、「踵から着地する悪い歩き方」をしないように反り過ぎているひざ（反張ひざ）、つ

足裏のバランスを整えると自然に正しい歩き方が促される

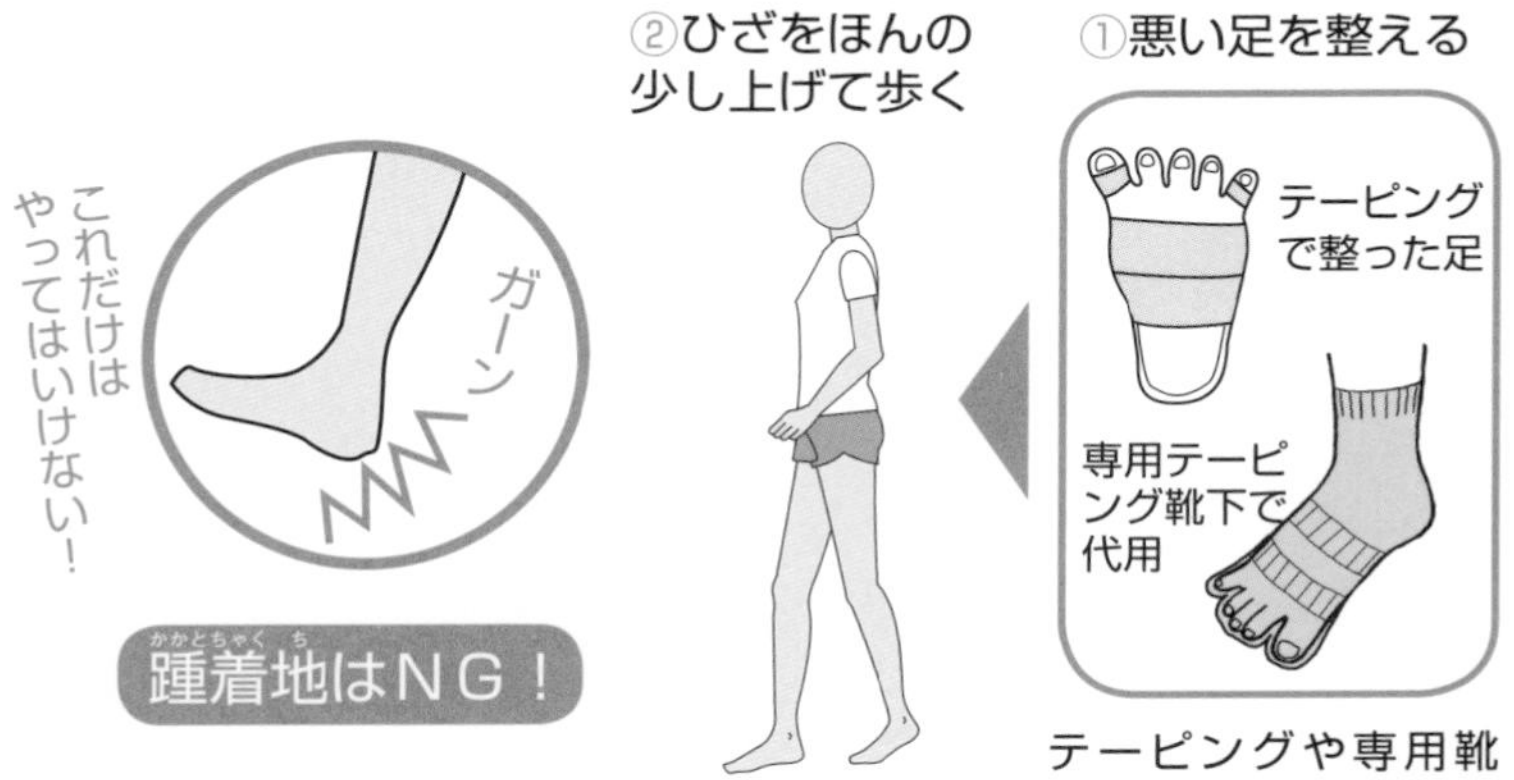
①悪い足を整える
テーピングで整った足
専用テーピング靴下で代用
②ひざをほんの少し上げて歩く
ガーン
これだけはやってはいけない！
踵着《かかとちゃく》地《ち》はＮＧ！

テーピングや専用靴下、専用サポーターで不安定な足裏のバランスを整える。

普段よりひざを１～２センチ上げて歩くことで、踵からの突き上げを腰へ繰り返さないようにする。

まり過伸展している**ひざをほんの少しゆるめて曲げて立つ**癖を日頃の立ち姿勢からつける。

③そして歩くときは**普段よりひざを一～二センチ上げて歩く。**そうすることで、足裏全面で受け身を取って着地でき、歩く度に発生する地面からの突き上げを足裏で吸収無害化し、腰へ伝わらないように防ぐ。

④最後に、**ひざを伸ばしきって踵から着地するという一般的な歩き方は間違いだ**という事実を知ることが大切。

まずはひざをゆるめて立つことで、骨に頼って立つのではなく、筋肉で体重を支えられるように鍛えなおします。

第3章

「脊柱管狭窄症」を治す
サラシ固定

1　まず始めに固定学（理論）を知らないと行動できない

脊柱管狭窄症《せきちゅうかんきょうさくしょう》と診断されている人は、すでに長年いろいろな治療法を試しています。それにもかかわらず良くならない、治らない、逆に年々悪化させている人も多くいます。**良くならないのには、それだけの理由があるのです。学問（理論）に裏付けられた一番重要な「固定」が抜けているのです。**つまり、人間の土台である足裏から腰部のバランスも整えたその上で、腰部を固定するという根本療法が抜けていたのです。

根本療法となる固定とは、腰部に繰り返される重力の負担（負荷重《ふかじゅう》による破壊力）を九十％軽減する、サラシ固定のことです。この一番重要な治療法が抜けているのです。

とても重要なので、私は多くの著書の中でも繰り返し訴え続けています。新鮮《しんせん》な損傷《そんしょう》（捻挫《ねんざ》や骨折）に対しては学問（理論）に裏付けられた診断法と治療法はすでに確立されていて、根本療法となる固定が世界中どこでも行われています。この固定を主体とする医療技術に比例して治癒率《ちゆりつ》も極めて高く、どの医療機関に行っても良好に治癒に至るのです。

これに対し、脊柱管狭窄症のように**負傷の瞬間を特定できない痛みや損傷、慢性痛に対する診断法と治療法は、意外と思うかもしれませんが、学問（理論）を裏付けとする根本療法（固定学）が確立されていないのです。**そのため、治癒率も極めて悪くなっています。

これを問題視し、解決する学問（理論）が「過労性構造体《かろうせいこうぞうたい》医学《いがく》」の固定学なのです。

そしてこの「過労性構造体医学」（重力とのバランス医療）に裏付けられた根本療法である**「固定学」**と共に治癒率も極めて高くなっているのです。

いろんな治療法に迷うよりまず、サラシ固定や専用ベルトで固定をするということを治療の出発点にするのです。しかし、この重要な考え方や学問（理論）が見落とされ、まだ社会に広まっていないのです。

ですから、私は最初に学問（理論）を知らないと「固定をする」という行動につながらないと訴え続けているのです。脊柱管狭窄症には必ず隠れている原因があり、根本療法（固定学）で必ず改善するという結果が存在します。加齢《かれい》や様々な要因をあげて、本当の原因を曖昧にしてはいけません。

さらに、**原因を加齢、何かの原因、いろいろな原因と曖昧にしたり、「ヘバーデン結節」の転移《てんい》や発症を加えた診断ができなかったため、根本療法となる「固定学」へとつながら**

なかったのです。まずは学問（理論）でその必要性を知ることから始めるのです。

人間の身体は地球の仕組みに裏付けされた「自然治癒力《しぜんちゆりょく》の三原則《さんげんそく》」に合わせると自然と治るように設計されているのです。

地球の仕組みとは

①構造医学（足と全身のバランス）……縦×横×高さ×
②過労医学（免震と血行）……時間＝過剰な衝撃波×過剰なねじれ波×
③環境医学（外面から固定、内面からは栄養、精神的には自律神経の安定）……環境条件×なのです。

これを同時に行うことにより、自然治癒力（自己治癒力《じこちゆりょく》）が最大限に発揮されるのです。
③の環境医学の中に含まれる「固定」とは、重力の負担度（破壊力）より安静度（治癒力）が上回る「サラシ固定」で患部の環境を整えるということです。脊柱管狭窄症をはじめ運動器系に対する保存的療法の中で最も重要なのが、この「サラシ固定」なのです。

２「九十％の固定で治す」という意味とは？

臨床治療《りんしょうちりょう》の現場では、今も現代医学万能、化学薬品万能という先入観に囚《とら》われているように感じます。治療法も、リハビリや電気、薬で治そうとする考えが先行し、悪化したら最終的に手術をすればなんとかなる、と思い込んでいるようです。

しかし、脊柱管狭窄症に対しては何とかならない場合が多いのです。まず保存的療法が検討されますが、その中で最優先に考えなければならないのがサラシや専用ベルトでの長めの固定なのです。

私が実践する「九十％の固定」とは、骨折時のギプスのように完全固定し、なおかつ安静にしているのではないのです。運動可動域と共に重力の負担（負荷重）を約十％残し、重力の負担（負荷重）を約九十％軽減することを目的にした固定法なのです。

十％の運動可動域と、重力の負担（負荷重）を残すことで、日常への支障は少なく、今まで通りの生活が続けられるようにしています。脊柱管狭窄症は安静にしすぎてはいけないのです。痛みやしびれから歩行や運動も避けてしまうことが少なくありません。ただ安静にしているだけだと全身の筋力が低下し、心身に悪影響を及ぼすことがあります。
発症しても、痛みが悪化しない程度に体幹ストレッチやウォーキングを行い、できるだけ今まで通りの生活を残しながら、重力の負担（負荷重）を約九十％軽減し、同時に約十％の重力の負担（負荷重）を加えることで、自然治癒力（自己治癒力）が最大限に発揮させることができます。

その理由は狭窄で圧迫や変形、さらに「ヘバーデン結節」も加わり出っ張った骨、つまり余分に出っ張った骨は「九十％の固定」により「破骨細胞《はこつさいぼう》」が活性化されるので次第に吸収され、元の状態に近づいていきます。また、擦《す》り減《へ》りや摩耗《まもう》、つまり足りなくなった骨のところには「骨芽細胞《こつがさいぼう》」が活性化され、新しい骨で修復《しゅうふく》され、元の状態に近づいていきます。

これを医学的に「過剰仮骨《かじょうかこつ》の吸収《きゅうしゅう》と付加骨《ふかこつ》の添加《てんか》」と言います。「九十％の固定で治す」という意味を集約すると次のようになります。

①まず、痛みと炎症を止めることができる。
②次に、それ以上の変形、骨破壊、狭窄などの損傷を止め、予後の経過を良好に導くこと

ができる。

③最後に、すでに変形、骨破壊、狭窄してしまった骨を長めのサラシ固定や専用ベルトで固定し、「骨の損傷」そのものを修復させる。

③のすでに変形、骨破壊、狭窄などで損傷してしまった骨を修復させる、という意味が「過剰仮骨の吸収と付加骨の添加」という自然治癒力（自己治癒力）の大原則のことで、これがもともと人間に備わっていて、これを引き出すのが長め固定なのです。

この大原則を脊柱管狭窄症に応用したのがサラシ包帯や専用ベルトによる九十％の長めの固定なのです。

3　歴史から実証された固定力のすごさ

中国四千年の歴史を振り返ると騎馬戦《きばせん》で落馬《らくば》し、骨折や脱臼《だっきゅう》したり地上の合戦でひどい捻挫をする者が多くいました。

いずれも「添《そ》え木《ぎ》」「副木《ふくぼく》」を当て、それを包帯などで固定するだけで完全に治し、再び戦場に出ていくということが繰り返し行われてきました。
その時代には骨折や捻挫を固定で治す、という専門職が存在したことが記されています。

日本の歴史においてもおそらく千年以上前からあったと思います。戦国時代から近年にかけては「固定で治す」ということが盛んに行われ、今でもわずかであるが「固定で治す」という職業がほねつぎ、接骨院という形で残っています。

私もその一人として多くの骨折を治してきました。「骨を接《つ》ぐ」とは骨折をした場合、手技《しゅぎ》により整復《せいふく》して元の形に戻し、固定して治すということです。

骨折の状態やズレの程度により、まれにぴたりと整復できない場合があり、多少の変形が残ってしまうこともあります。また固定が甘くなったり、早く動かし過ぎることにより過剰仮骨が出すぎて骨折した部分の骨が太くなってしまうこともあります。

たとえそんな場合であっても固定を長めに約一年間くらい続けていると骨がぴったりと合ったようになり、変形もわかりづらくなります。この現象は骨自体が動いてピッタリと合ってきたのではなく、ズレて出っ張ったところの骨は吸収され、また足りないところには新しい骨で修復され結果的に元の形に近づいてきた、ということなのです。

この「過剰仮骨の吸収と付加骨の添加」という修復本能がもともと人間に備わっているということを再々説明しています。脊柱管狭窄症がなぜ長めの固定で治るのか、その根拠**が分かると思います。この経験をもとに負傷の瞬間を特定できない様々な痛みや変形性関《へんけいせいかん》節症《せつしょう》（炎《えん》）にも応用しています。そしてそれは今も劇的な効果を患者さんと共に実感することができて、この瞬間に治療家としての喜びを大いに感じています。**

「脊柱管狭窄症は、変形性関節症（炎）を起こす「ヘバーデン結節」が隠れた原因になっている場合が多く見受けられます。」

これも新しい判断基準です。今もこの真実を実感するたびに鳥肌《とりはだ》が立ちます。

ですから私は脊柱管狭窄症に対する保存的療法《ほぞんてきりょうほう》として、最優先すべきはサラシ包帯や専用ベルトによる長め固定が必要だと訴え続けているのです。これが自分でできる最も効果的な治療法だからです。**ですからいろんな治療法に迷ってはいけないのです。どんなに遠回りしても結局は「長めの固定」が治癒までの最短距離になるからです。**

これも大事なことなので繰り返し説明していきますが、約二千五百年前の医学の祖と言われるヒポクラテスの名言が今でも医学部で語り継がれています。

「人は自ら治す力を持っている。真の医療とは自然治癒力（自己治癒力）を最大限に発揮させることだ。医術者はその環境条件を整えるだけである」と語っています。

脊柱管狭窄症においても、この自然治癒力（自己治癒力）を最大限に発揮させるための環境条件を整えるというその答えの意味が長めの固定であり、その「固定力」のすごさを知ることなのです。

4 固定をしないのは治療ミス

脊柱管狭窄症でサラシ包帯や専用ベルトを用いて負担度（破壊力）より安静度（治癒力）が上回る固定をしないのは、私にしてみれば考えられないことです。「治療ミスだ」と言っても過言ではないと思います。

重力とのバランスが悪い腰部は歪みやズレが起こりやすく、重力の負担（負荷重）が集中してしまいそこへ踵《かかと》からの介達外力が繰り返されて、初期の狭窄が起こります。

時間経過と共に悪化していきますが、ここに変形性関節症（炎）を起こす「ヘバーデン結節」が加わることで、さらに悪化や重症化した脊柱管狭窄症へと進行していきます。

脊柱管狭窄症は急激に悪化するものではなく、わずかな捻挫を繰り返しながら何年もか

かって徐々に進行する病気です。時間をかけて圧迫、そして狭窄していくのですから早めに固定をすることが必要不可欠なのです。**固定をしないまま他の治療を続けていると長年治療したにもかかわらず改善しないばかりか、長期的には逆に悪化したり症状が変わらない、という場合が多いのです。**これが患者さんの不利益になっているのです。多少良くなったかなと思える人はとても少ないように感じています。

ある調査によると

・五年後に悪化している人は約二割
・変わらない、変化が見られないという人は六割
・若干よくなったという人は二割

という調査結果が報告されています。

この調査結果からも分かるように、他のいろいろな治療を行うより、早めの固定を最優先しなければ改善しないことが推測されます。

他のいろんな治療法を否定するのではなく、早めの固定を行ったうえで今までのいろんな治療法を行うことにより初めてその効果が発揮されるのです。固定をしない治療法で若

干改善するのはほんのわずかであるとほかの著書で書きましたが、まさに、この調査結果が証明していると感じています。

ではなぜ、今までの治療法の中にこのサラシ包帯固定が取り入れられなかったのでしょうか？

その問題点と理由は

①医療機関側から見た場合、医療費の収入に対し支出の方が数倍多くなり、経費が膨らんでしまうという経営的な問題。

②サラシ包帯を巻いたり外したりする時間と、洗濯をして再び使用するなどの手間暇と衛生上や管理の問題。

③治療する側も巻く技術や訓練が必要であり、一人ひとりに巻いていたのでは時間がかかりすぎて多くの患者さんを診れない、という問題。

④サラシ包帯を患者さんに巻くには、中腰の姿勢になったり片ひざを床について巻くなどで疲労が蓄積してしまうなどの体力的な問題。

⑤患者さん側も面倒《めんどう》で苦しそうな固定はしたくない、できるだけ楽に治したいという思いがあり、治療する側と一致してしまう問題があります。

ですから私は自分の体に対しては自分が一番の名医になり、固定の価値を理解したら勇気をもって自分で巻くということを今も繰り返し説得し続けているのです。

5　サラシの購入方法

「サラシはどこで買えますか？」とよく聞かれます。

最近はなじみがないのでどこで売っているのか分からないのだと思います。私の著書「ひざの痛みはサラシ一本で98％治る！」（さくら舎刊）で紹介しているように、サラシは呉服屋さんや一部薬局、インターネットでも購入することができます。

また、自分で作るのが面倒な人は専用のカット済みサラシで、すでにカットされた専用サラシを用いると便利で簡単です。

一般的にサラシと呼ばれているものは木綿製《もめんせい》で、横幅約三十一～三十三センチ、長さ約九メートルのものを指します。これを縦に三・四・五・六・八と等分に裂いたものを基準にして包帯の呼び名を三裂包帯《さんれつほうたい》、四裂包帯《よんれつほうたい》、五裂包帯《ごれつほうたい》…と呼んでいます。

この中で股関節や腰部には三等分に裂いた三裂包帯を使います。この三裂包帯をしっかり巻くことができれば、どんなコルセットにも勝る効果があり、しかも日常生活でも慣れてくるとさほど苦しさは感じません。

伸縮性のある同じ三裂の包帯では固定力が弱く、重力の負担（負荷重による破壊力）より安静度（治癒力）が上回る固定ができません。

いろんな治療法や湿布、薬、電気療法はこのサラシ包帯固定を最優先させてこそ相乗効果となって改善していくのです。

6　サラシ包帯の作り方

サラシは二つに折って使うのではなく三等分にするのですが、サラシ包帯は簡単に作れます。サラシの横幅を三等分に折り、そこへハサミで切れ目を四～五センチ位入れます。

次にハサミを使わず、切れ目の根元を持って、左右に勢い良く引っ張って裂いていきます。一反のサラシから三本の三裂包帯を作ることができます。

三等分に裂いたら、ひざの上で転がすようにしてできるだけ固く巻いてください。固いほうが股関節（大転子《だいてんし》）部に巻きやすくなります。

サラシ包帯の作り方

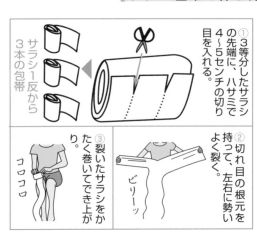

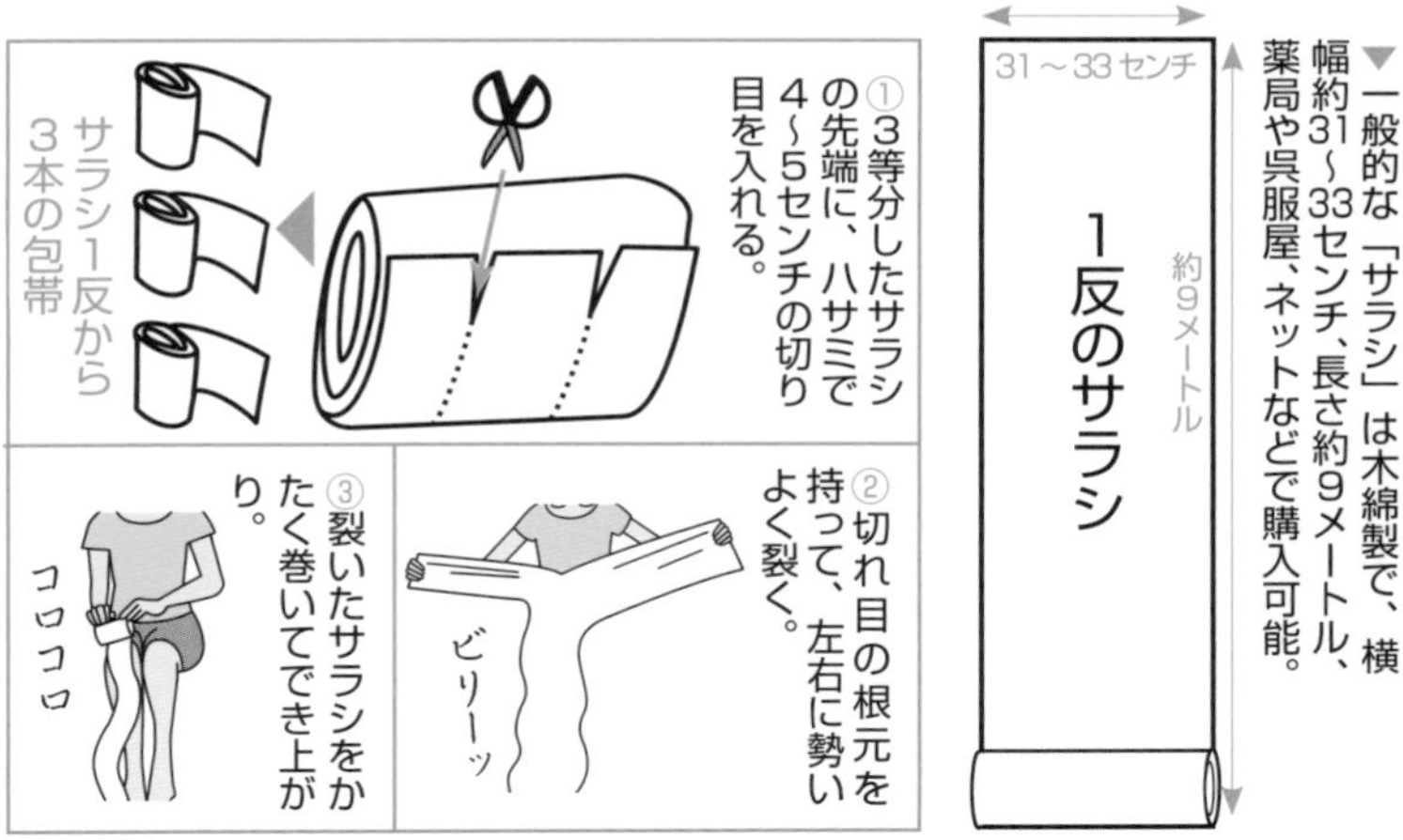

▼一般的な「サラシ」は木綿製で、横幅約31～33センチ、長さ約9メートル、薬局や呉服屋、ネットなどで購入可能。
31～33センチ
約9メートル
1反のサラシ
①3等分したサラシの先端に、ハサミで4～5センチの切り目を入れる。
サラシ1反から3本の包帯
②切れ目の根元を持って、左右に勢いよく裂く。
ビリーッ
③裂いたサラシをかたく巻いてでき上がり。
コロコロ

サラシ包帯を巻く位置

股関節の外側「大転子」にサラシ包帯を巻く

大転子を「固定」すると、その上部の骨盤や腰椎のバランスが安定する

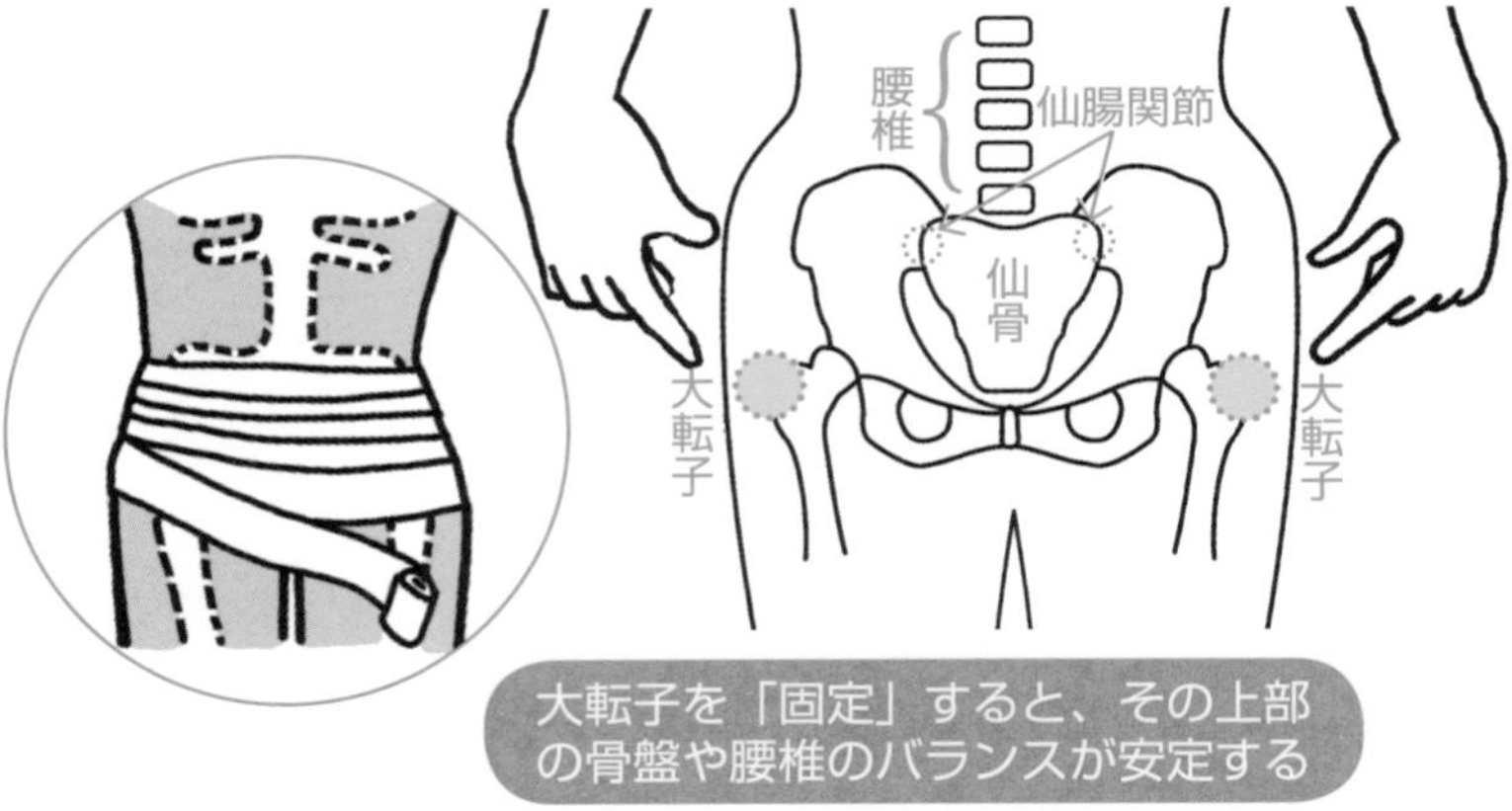

腰椎
仙腸関節
仙骨

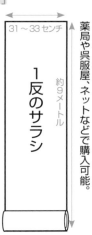

足までしびれや痛みがあるようなひどい脊柱管狭窄症には二本使用し、通常の症状やその他の腰痛には一本が目安です。サラシ包帯は固定力があり、洗濯して繰り返し使ってもその効果はあまり落ちません。むしろ木綿が柔らかくなり、肌になじんできます。ほつれが大きくなったら予備と交換してください。

脊柱管狭窄症は長年徐々に進行・悪化した場合がほとんどです。骨がもろく変形しやすいという「ヘバーデン結節」の特徴を加えた場合、六ヵ月〜一年位という長めの固定が必要です。初期ならこの半分の期間で済みます。

7 巻く位置は股関節（大転子）、そこが固定のポイント

サラシ包帯は巻き方ひとつで絶大な効果を発揮します。脊柱管狭窄症をはじめ、様々な腰痛も股関節の外側に当たる「大転子」部を中心に固定することがポイントです。仙腸《せんちょう》関節《かんせつ》や腰椎《ようつい》だけではないのです。

第二の土台の基礎となる股関節「大転子」部を固定することにより、その上の仙腸関節や腰椎のバランスが整って歪《ゆが》みやズレが元の正常な位置に戻るのです。

第一の土台となる「足裏」に重心の踵への片寄りとその左右差があると、足裏が不安定になります。**それを補うため腰部より先に股関節（大転子）に歪み（ズレ）が起こります。**この股関節（大転子）の歪み（ズレ）を上部で補うため、腰部に歪みやズレが起こるのです。これを積《つ》み木《き》の原理《げんり》で理解することです。

つまり、積み木の一段目が傾いているとその上部は崩れないよう反対側に傾き、またその上部も傾き（歪み・ズレ）が起こるという原理原則です。その歪みやズレのある腰部へ踵からの突き上げとなる介達外力《かいたつがいりょく》が日常生活の中で反復されることが脊柱管狭窄症をはじめ、様々な腰痛の隠れた原因と繰り返し説明してきました。

サラシを巻く位置は第二の土台や基礎となる股関節の外側「大転子」部であり、それによって腰部より先に、股関節の左右差となる歪みやズレを正常な位置に戻すのです。

第一の土台（基礎）となる「足裏のバランス」を整えてから**第二の土台（基礎）となる股関節（大転子）**部を固定すると、歩行時に体がゆれる「ゆさぶり運動」で股関節のバランスが整い、歪みやズレが元の正常な位置に戻ります。**この股関節のバランスが整ってこそ、腰部のバランスも整ってくるのです。**これを再び積み木の原理で説明すると、最初の一段目が安定しているとそれに比例して細く高く積むことができるということです。

①まず一本目のサラシ包帯を巻く位置は第二の土台となる股関節の外側「大転子」に巻いて歪みやズレの元のとなる股関節の左右差を正常の位置に戻す。
②次にそのまま第三の土台となる仙腸関節も一緒に巻いて固定することにより股関節と腰部（仙腸関節）の歪みやズレも元の位置に戻ってきます。
③その上で最後に二本目のサラシ包帯を仙腸関節に二分の一位かさねて腰部全体の固定強化を行うのです。

サラシが「面倒だ」「巻く時間がない」「やっかいだ」という場合は専用のベルトを二本使用し、股関節（大転子）部と仙腸関節、腰部を固定する方法だと長く続けられます。サラシ包帯固定を百としたら、七十％位の効果が期待できます。

様々な腰痛の場合、腰部にだけベルトやコルセットを弱く装着している人が多く見られますが、これでは腹巻の役割にしかなりかねません。その位置や弱い固定力では腰部の基礎としての役割となる効果を発揮することができません。

足と股関節（大転子）部を固定し、まず第一と第二の土台・基礎を先に作ってから腰部の固定を同じに行うことが力学的に理にかなっているのです。

8　カサハラ式サラシ包帯の巻き方（スジカイ巻）

巻き始めにサラシ包帯の先端をにぎり、これをサラシの「しっぽ」とし、常にこれを持ち、このしっぽに対し平行に引っ張りながら強めに四～五回巻き、途中からは斜めに二回ずつ左右に巻いていきます。

詳しくは次頁からの図の通りです。

常に腰部に反復される重力の負担度（破壊力）より安静度（治癒力）が上回る固定することで、変形した骨、圧迫骨折や狭窄してしまった脊椎や腰部脊柱管を改善に導いてくれます。

これが「過剰仮骨の吸収と付加骨の添加」という原理原則であり、もともと人間に備わっている自然治癒力（自己治癒力）を最大限に発揮させるための条件となるのです。

この固定法は運動可動域を約十％残してあるので筋力も落ちることなく、日常生活にもさほど支障はありません。むしろ楽に感じたり、気持ちがいいなどの安心感が上回るので

[腰のサラシ包帯の巻き方…１本の場合]

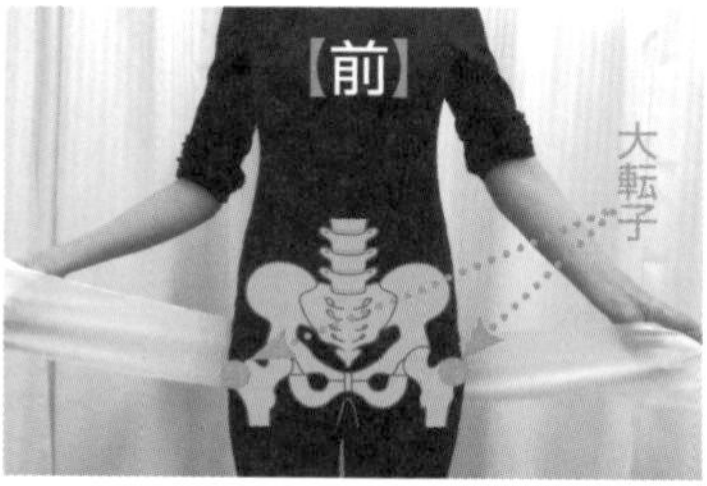

①股関節の外側にある「大転子」部の位置を確認し、サラシ包帯の中心に来るように当てて巻き始める。

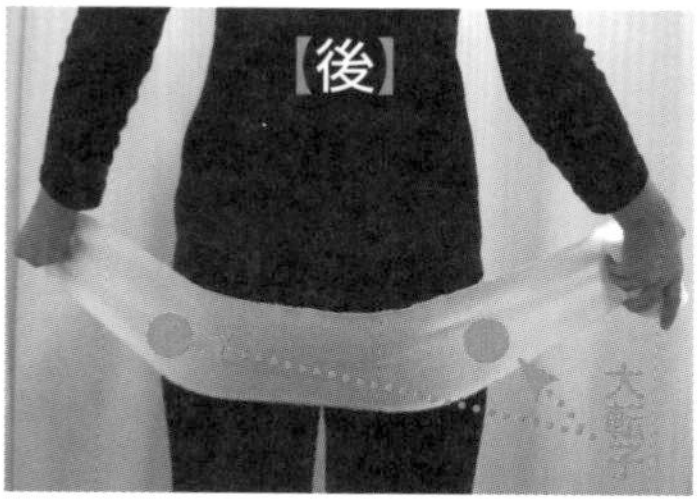

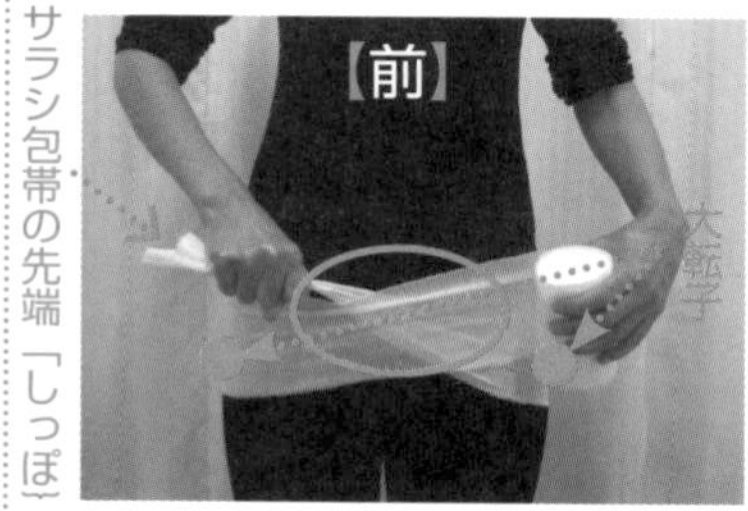

②次にサラシ包帯の先端(しっぽ)をしっかり握り、しっぽの真下に常にサラシを通すように巻く。

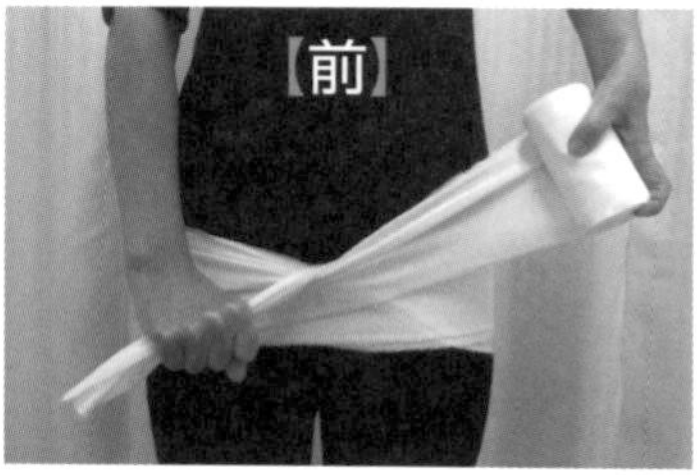

③「大転子」を押し込むように、その真上を並行に４～５回、強めに巻く

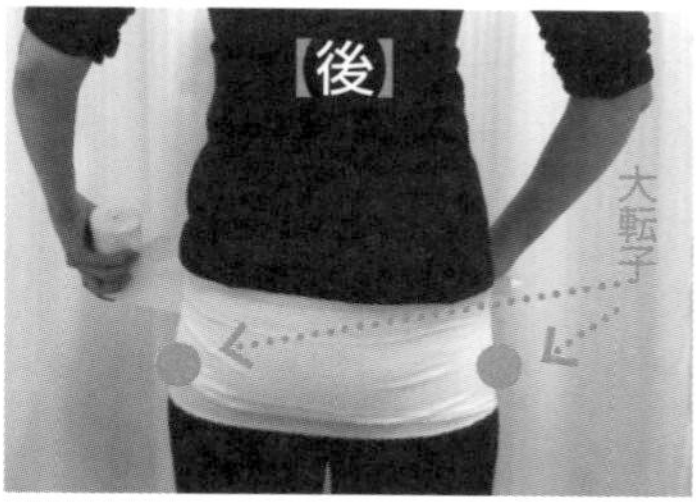

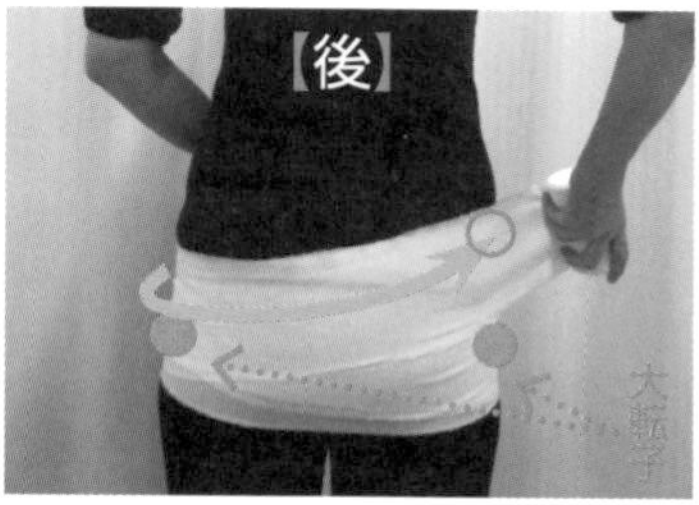

④さらに、「大転子」部から片方の骨盤の腸骨棘《ちょうこつきょく》（○）に向かって「スジカイ」のように、斜め上方に左右２回ずつ巻く。

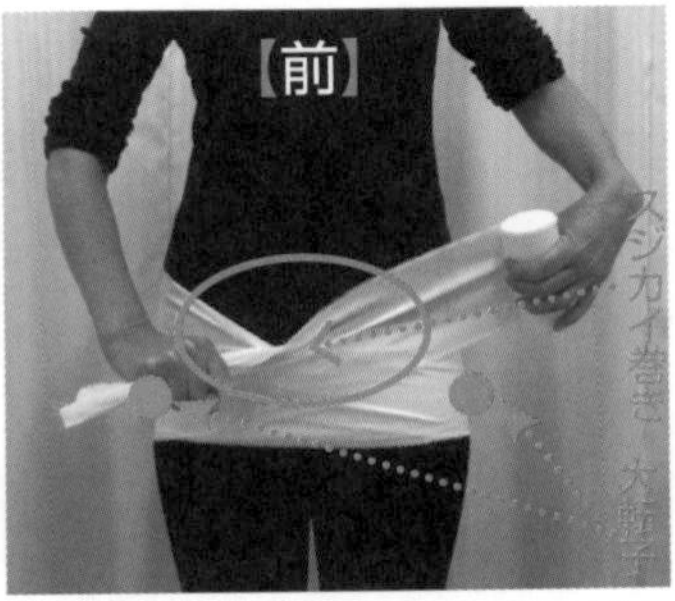

⑤反対側にも斜め上方に「スジカイ巻き」を2回入れる。

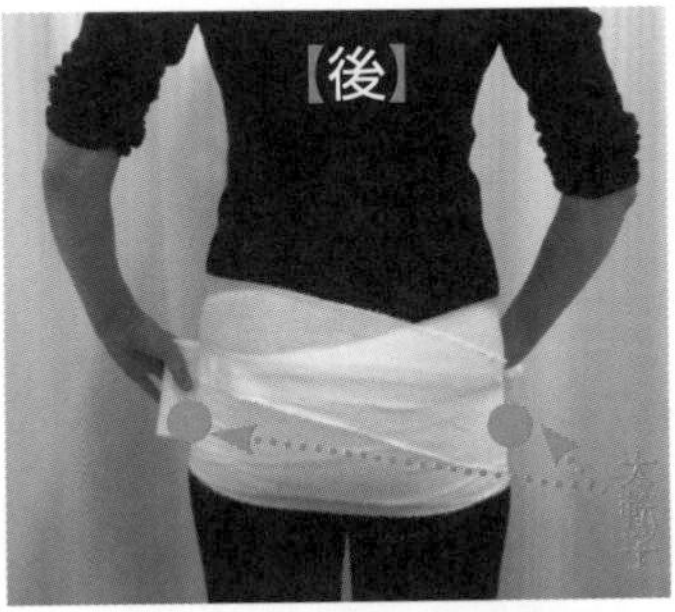

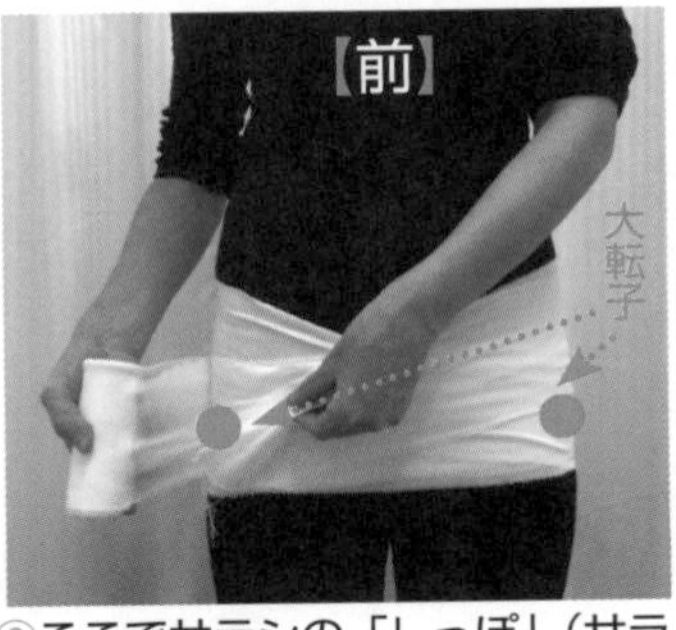

⑥ここでサラシの「しっぽ」（サラシの先端）を中に巻き込んで巻く。

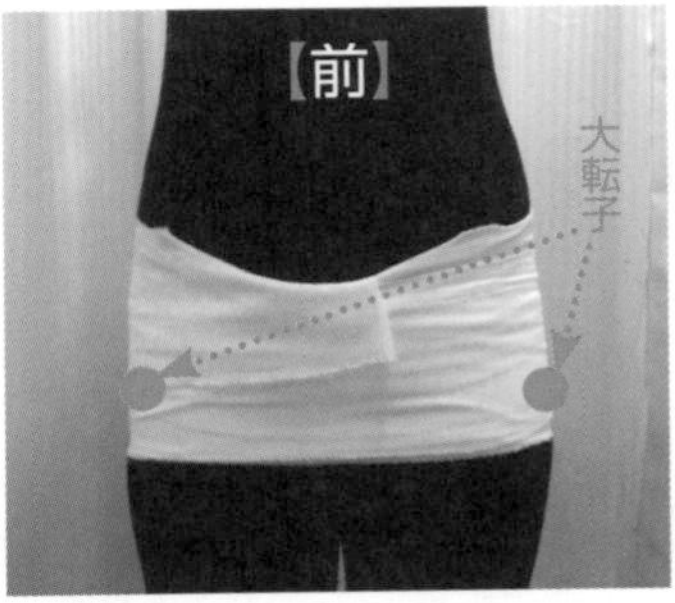

⑦巻き終わりは先端をサラシ包帯に巻き込む（正面）。

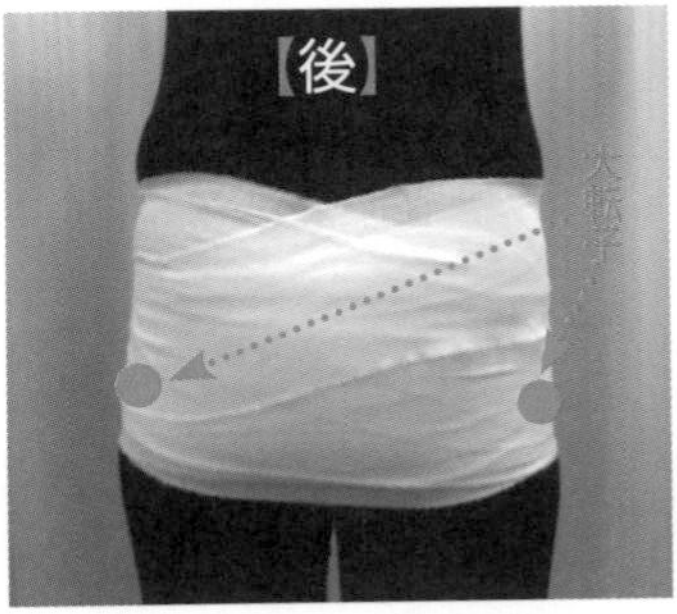

⑧１本目のサラシ包帯を巻いた。

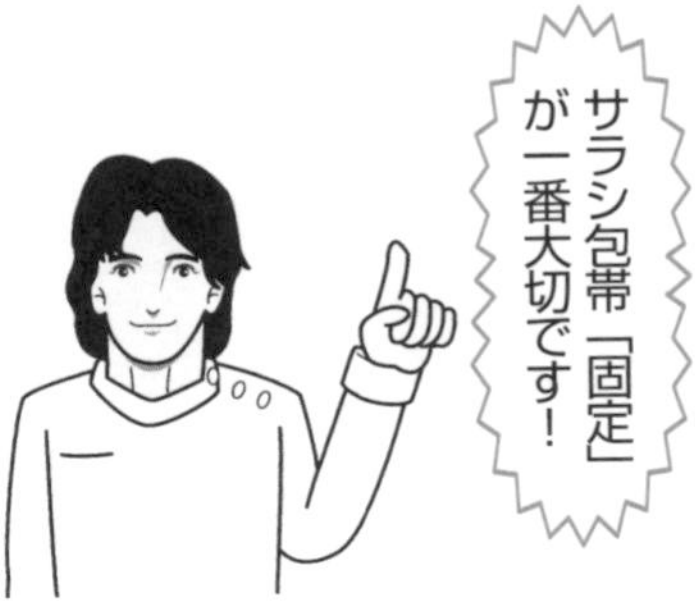

［腰のサラシ包帯の巻き方…２本の場合］

腰痛は足と一緒に治す

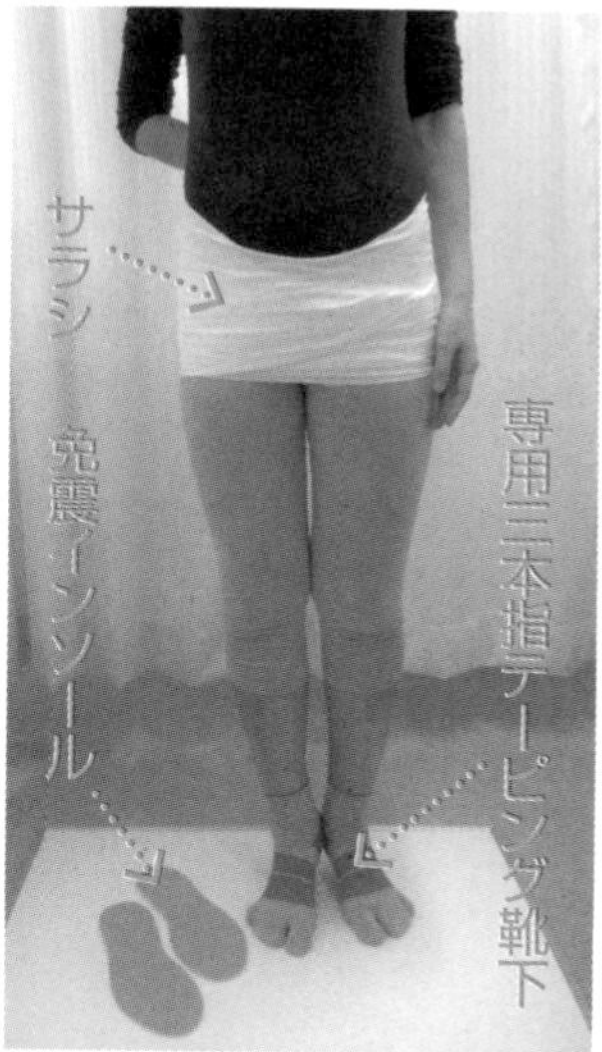

サラシと専用３本指テーピング靴下、免震インソールで土台から治す。

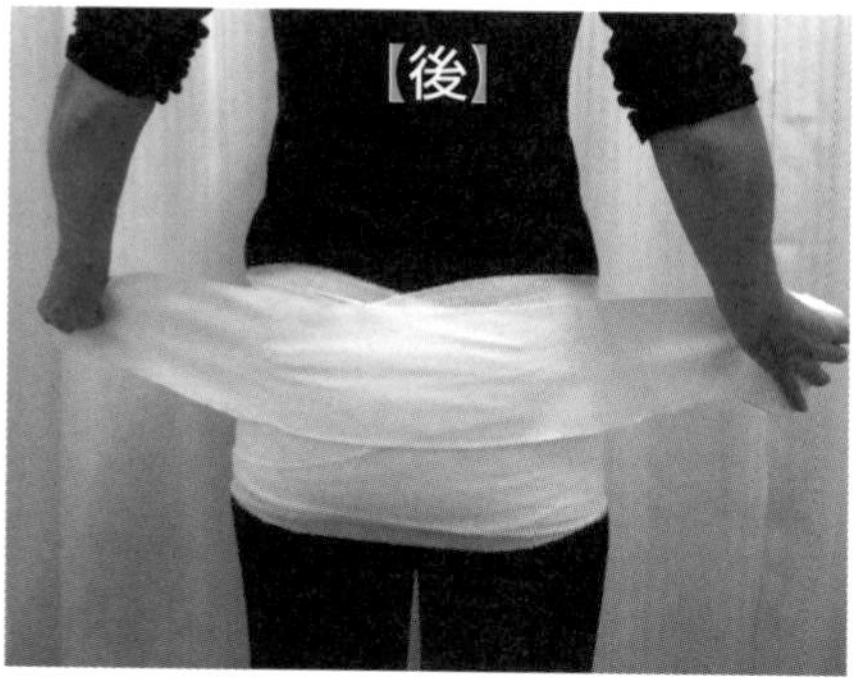

⑨先に巻いたサラシに２分の１ほど重ねて同じ要領で巻く。（前頁参照）

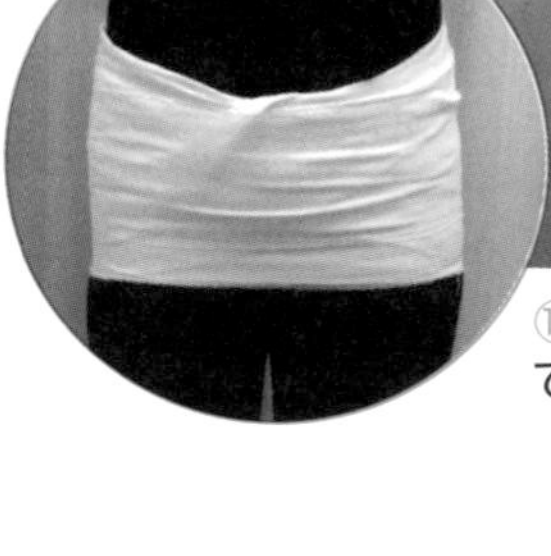

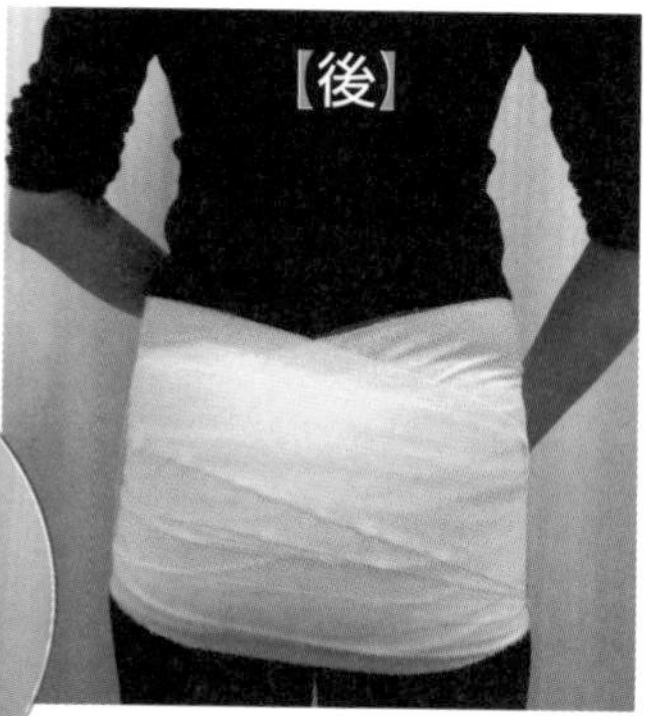

⑩２本のサラシ包帯を巻いて完成（赤い部分）。

続けられるのです。

9 きちんと巻くとその場から安心感、三週間で効果を実感

腰痛治療にはいろんな治療法があり、迷っている人も多くいます。迷うよりまず「サラシ包帯固定」を治療の出発点、根本治療にするのです。

固定と言っても運動可動域が十分残されているので、日常生活が制限されたり筋力が落ちることもないのです。サラシ包帯をきちんと巻くと、多くの人はその場から気持ちよく、安心感と共に「治る」という希望が湧いてきます。固定には腰痛を治す九十％以上の働きがあるのです。

今腰痛で苦しんでいるなら、勇気を出して「サラシ包帯で固定」という行動を起こしてください。重力の負担（負荷重による破壊力）という隠れている根本原因を取り除くだけで、人間は最初から治るように造られているのです。

①まず急性期では痛みと炎症が収まり、三週間で半分改善するという効果を実感できます。

②次にこれ以上の変形や損傷を最小限に食い止めることができるので、それだけ早く治り、

予後の経過も良好で再発しにくい腰になります。

③「ヘバーデン結節」と共に腰の骨に異常がある場合や脊柱管狭窄症と診断されている人であっても、一年位固定をすると「過剰仮骨の吸収と付加骨の添加」という自然治癒力（自己治癒力）が発揮され、骨の変形、破壊も改善してきます。画像診断には骨の異常が残るものの、日常生活への支障はかなり少なくなってきます。

10　なぜ「固定」で治るのか

変形した骨はもう治らないと思い込んで諦《あきら》めている人がいます。また治療をする側の人であっても「治る」と患者さんに言えず、悩んでいます。この重要な部分を「加齢」とか「歳のせい」とか「老化」としてにごしている場合も多く見受けられます。

「変形した骨はもう治らない」「患者さんに治ると言えない」という人たちは皆、固定のすごさ、固定で自然治癒力（自己治癒力）を最大限に発揮させることができるという事実（真実）を知らないからなのです。

事実（真実）を知らないということは「固定で治した」という臨床経験もなく、まして

やサラシ包帯固定の絶大な効果に気付かないということなのです。

「固定で治る」ということは医学的にも証明されているのです。変形を伴う様々な腰痛、特に脊柱管狭窄症など慢性的な痛みや骨の損傷であっても固定により改善してくるのです。その原理は重要なので本書でも別の出版物でも再々説明しているように「過剰仮骨の吸収と付加骨の添加」と呼ばれ、医学書や柔道整復師《じゅうどうせいふくし》（接骨院）の教科書の中にきちんと明記されています。

たとえ九十歳、百歳の老人が骨折しても手術による内固定やギプス、副木、添え木などを用いて固定すれば完全に治ります。

また骨が少々ずれたとしても、一〜二年位で元の状態に近づいてきます。これはズレた骨が移動して戻るのではなく、出っ張った骨（過剰仮骨）が吸収され、逆に凹んだところには新たな骨（付加骨の添加）が出てきて結果的に元の状態に近づいてくるのです。

この原理、原則を骨の異常に伴う様々な腰痛や脊柱管狭窄症の治療に用いるのです。運動の可動域を十％残し、残りの約九十％の固定をすると、それなりに変形した骨は吸収され、痛みも治り、日常生活に支障の少ない快適な日々を送れるという事実があります。この価値に気付くべきなのです。

もうひとつ伝えておく事実があります。

それは原因をはっきりと特定できる新鮮なケガや骨折に対し、原因のはっきりしない痛みや負傷の瞬間を特定できない慢性痛に対しては固定期間が約五倍長くなってしまうことです。あきらめていたり、手術で迷っていたり、対処療法の効果を実感できないなら、まず三ヵ月固定をしてみることです。

良くなってきたらさらに三ヵ月と、治るという希望が出てきたらさらに三ヵ月と期間を決めて続けていくことが、長くても結局は治癒までの最短距離となるのです。

11　良なってきたら専用ベルトで代用も！

良くなってきたからといって急にサラシ包帯固定を全部外すのは良くありません。この良い状態が安定しないとぶり返してしまいます。

さらによくなってきたと実感できたらサラシ包帯の代わりに専用ベルトを二本使用して固定力を維持します。この専用ベルトだけの場合は一本目を股関節の外側にある「大転子」部を固定し、二本目はその上に三分の一位重ねて腰部を固定します。その上で「三本指テーピング靴下」を履き靴の中には免震インソールを入れて、足裏のバランスを整える〝足の基礎工事〟をしてください。

この固定力のすごさ、自然治癒力（自己治癒力）の効果を知っているか否か！また行動する勇気があるか否か！によって脊柱管狭窄症の症状や日常生活の質が大きく変わってきます。

今まで出かけるのが怖く、家中にとじこもっていた人が元気になると付き添いの人や周りの人も明るく元気になってきます。

再び社会の一員となり生活の質、特にこれまでの自分の人生に再びプライドを持つことができるようになってきます。

【良くなってきたら専用ベルトで代用】

①専用ベルト２本と専用テーピング靴下、免震インソールで代用

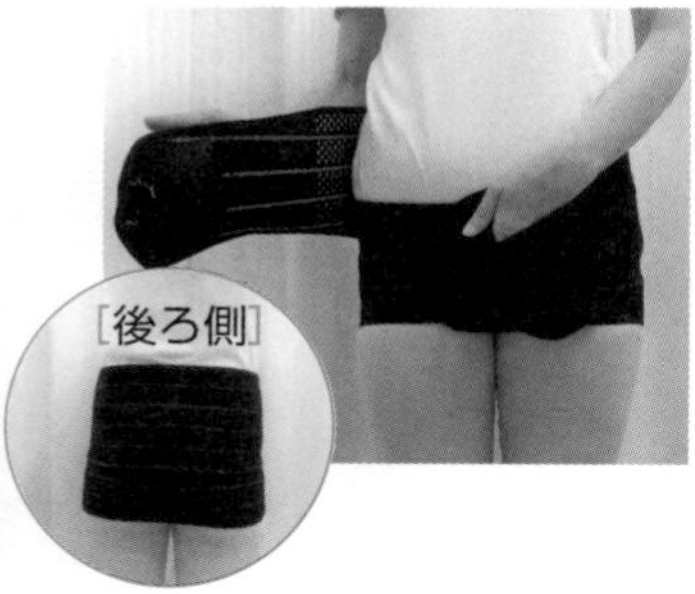

②腰痛は足と一緒に治す

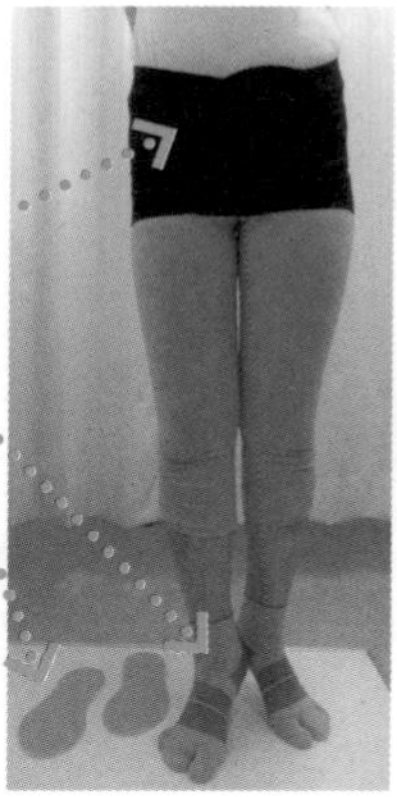

よくなってきたら、サラシの代わりに専用ベルトを２本使用して固定力を維持。さらに、土台の足裏のバランスを専用テーピング靴下で整え、靴の中には免震インソールを入れて、免震処置を万全に行う。また、サラシ包帯がどうしても巻けない場合は、ベルト２本使いで固定力をサラシに近付ける。

12 三ヵ月固定しても改善しない場合の点検事項と注意点

通常は三ヵ月間サラシ包帯固定をするとほとんどの人はその効果を実感することができます。脊柱管狭窄症は長年時間をかけて徐々に変形が進行し、悪化したものです。本来は六ヵ月〜一年間の固定で「過剰仮骨の吸収と付加骨の添加」（P120参照）という自然治癒力（自己治癒力）を最大限に発揮させる治療法なので、長期の固定はやむをえません。

それでも三ヵ月間位続けるとそれなりの効果があるものなのです。患者さんの中には劇的に良くなり痛みもしびれもなくなったという人もいれば、まれに効果を実感できないという人もいます。

そういう場合は、そこで断念するのではなく、次の三項目を点検し再挑戦してください。ほとんどの場合、この項目に当てはまります。

①**巻き方が弱すぎる**…強く巻きすぎることを心配し、最後まで強く巻けない。無意識のうちに弱くなっているなどの**「経験不足」**

②**ポイントから外れている**…股関節の外側にある「大転子」部のポイントから上に外れ、第二の土台、大転子部を固定するという〝基礎工事〟ができていないなどの**「知識不足」**

③**楽な方へ逃げている**…わずかな苦しさですぐ外してしまったり、楽な伸縮性のあるベルトやコルセットに変えてしまうなどによる**「固定力不足」**

13　他の疾病がないか、緊急性がないことが条件

腰痛は病気が関係していたり、緊急を要する場合があるので、まず最初に医師の診断を受けることが前提です。

特別な病気や緊急性もなく、しばらく様子を見ても問題とされないような未病状態の場合にサラシ包帯固定を行ってください。

痛みやしびれが出たり、治まったりを繰り返している未病状態の人が多くいます。たとえ腰椎や脊柱管に異常がある人でも症状が現れない場合もあります。

ちょっとした動作でギクッとしたり、わずかな外力で捻挫をしてしまい、それがきっかけで痛みとしびれが出る人もいます。

すでに腰椎や脊柱管に異常があり、潜在的な損傷が九十％蓄積されているため残りのわずかなことが十％の新鮮な外力となり痛みやしびれを起こしてしまいます。

この残りわずかな十％の新鮮な外力による捻挫が痛みやしびれのすべての原因と捕えるのではなく、潜在的な損傷を計算に入れサラシ包帯固定をするのです。

どんな場合でも初期の段階が重要で本格的な損傷（本病）へと進行し、悪化する前の未病のうちにサラシ包帯固定を行うのです。

サラシ包帯固定のすごさ、効果、自然治癒力（自己治癒力）を発揮させる条件として繰り返し説明し、この分野の医療を追究していくと結局は自然治癒力（自己治癒力）を最大限に発揮させるということで成り立っていることが分かります。

このように説明していますが、誤解のないように再度申し上げておきます。

本書の内容は決して医師の治療を受ける機会を奪うものでもなく、現代医療を批判するものでもないことを断言しておきます。

ただ四十七年間の治療人生で知り得た情報を忠実に提供することで悩んでいる人が不利益をこうむったり、遠回りしないよう道案内をしているだけなのです。

第4章

慢性腰痛を確実に治す新「固定学」

1　固定学の定義

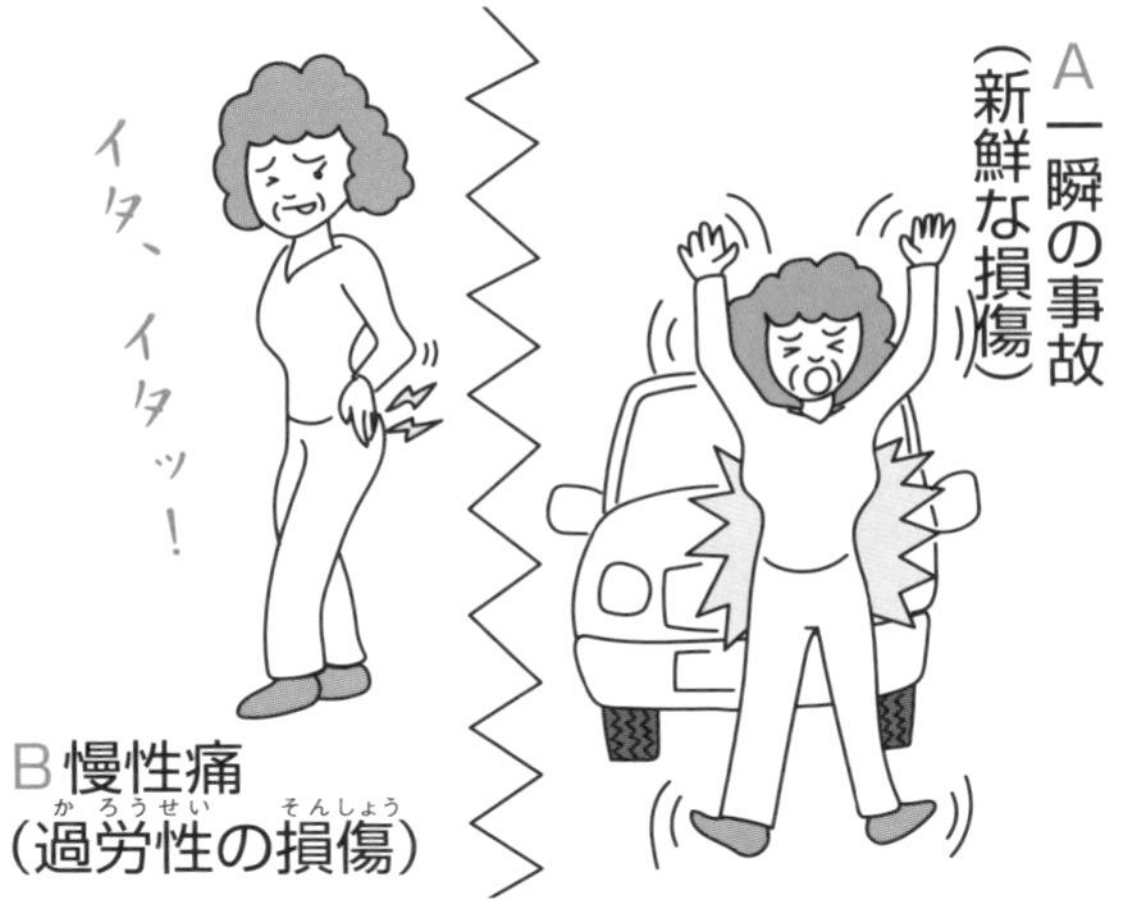
A 一瞬の事故
（新鮮な損傷）
イタ、イタッ！
B 慢性痛
（過労性《かろうせい》の損傷《そんしょう》）

A「ケガや事故など、原因のはっきりしている新鮮な損傷」とB「負傷の瞬間を特定できない過労性の損傷（慢性痛）や「ヘバーデン結節」による変形性関節症（炎）」との関係は、細胞損傷の事実と損傷の程度（キズの深さ）は同じであり、したがって固定も新鮮な損傷と同等にするか、それ以上にしなければならない。

ひどい捻挫《ねんざ》や筋肉・靭帯断《じんたいだん》裂《れつ》、または骨折などで治療する場合、電気やマッサージ、湿布《しっぷ》、薬などをまったく使用しなくても固定（ギプス・シイネ）で患部の安静固定を図るだけで十分治ってしまうという事実があります。

これと同じように過労性《かろうせい》の損傷《そんしょう》（慢性痛）や変形性関節《へんけいせいかんせつ》症《しょう》（炎《えん》）であっても細胞損傷の事実と損傷の程度（キズの

深さ）は同じであるため、同等の固定が必要であり、損傷の程度（キズの深さ）によっては新鮮な損傷以上の固定が必要なのです。

脊柱管狭窄症《せきちゅうかんきょうさくしょう》をはじめ様々な腰痛や「ヘバーデン結節」が隠れた原因となる「仮称：腰ヘバーデン」の治癒率が極めて低くなっています。

その大きな理由が固定をしない治療であったり、たとえ固定をしたとしても重力《じゅうりょく》の負担《ふたん》度《ど》（破壊力《はかいりょく》）より安静度《あんせいど》（治癒力《ちゆりょく》）が上回らない甘い形ばかりの固定になっているためです。

では、なぜ固定が甘くなるのか。

その理由は過労性の損傷（慢性痛）や変形性関節症（炎）のように緊急性、危険性、そして治療上のリスク（責任）が少ない損傷に対しては「面倒な固定をしない」という意識が施術者と患者の両方に共通するからです。

また、「慢性痛に対しては固定をしなくても問題がない。その必要性も少なく、たとえ治らなくても責任を追求されない」という誤った先入観に支配されているためなのです。

まずは**「固定学の定義」で、誤った先入観を正していくこと**が必要です。

2　固定力の意味を知る

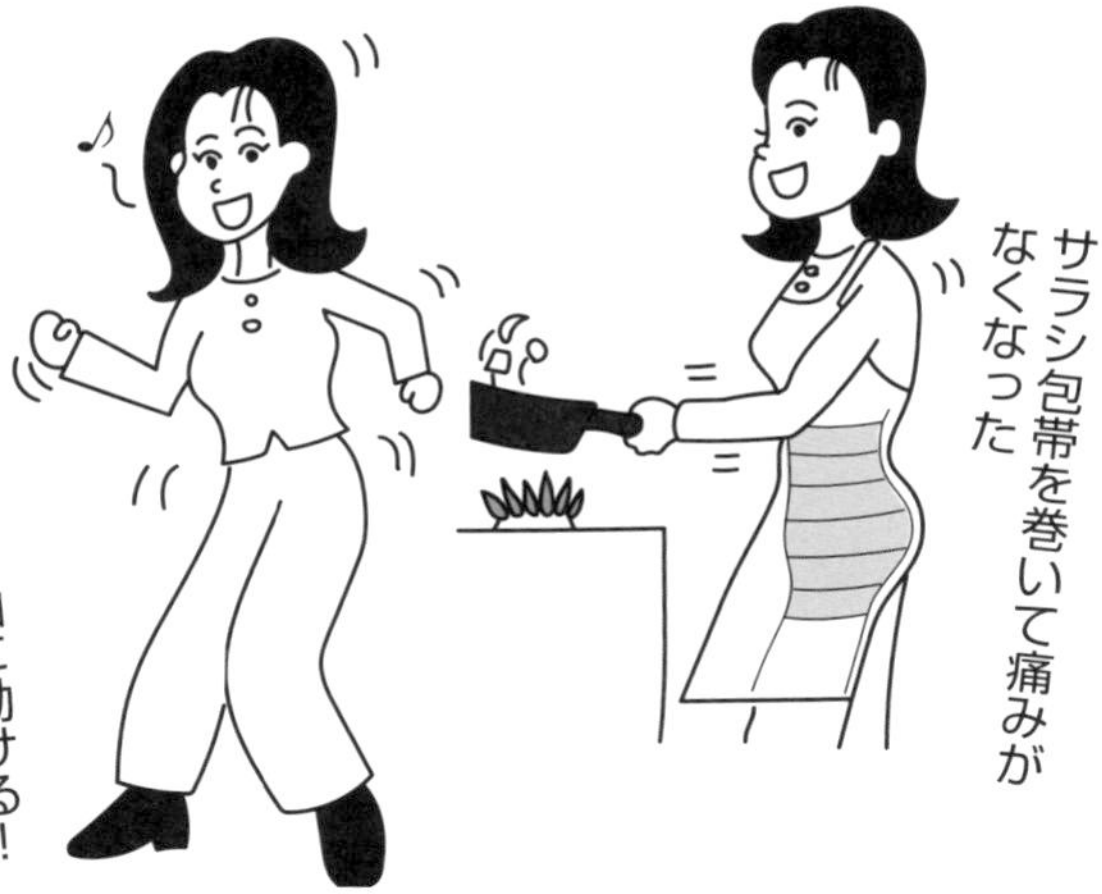
サラシ包帯を巻いて痛みがなくなった
固定しても自由に動ける！

過労性の損傷（慢性痛）や変形性関節症（炎）を治癒に導く九十％以上の働きが固定にある。したがって、治療は九十％の固定力を持って行わなければならない。九十％の固定力とは、重力の負担（負荷重）を九十％軽減することである。

整形外科や接骨院、その他の治療院を訪れる患者さんの八十％以上が負傷の瞬間を特定できない、過労性の損傷（慢性痛）や「へバーデン結節」による変形性関節症（炎）です。このような損傷であっても固定により自然治癒力《しぜんちゆりょく》（自《じ》己《こ》治癒力《ちゆりょく》）が発揮され、九十％以上は確実に改善し治癒に導くことができます。

五年、十年と長年治療を続

けたにもかかわらず結果的に治らない、治癒に至らないため悩んでいる、治癒に希望を失い、何をすればよいのか迷っている人が多い、これらの人たちが数ある治療法の中で、唯《ゆい》一《いつ》してこなかった治療法があります。

それが重力の負担度（破壊力）より安静度（治癒力）が上回る九十％の固定であり、重力の負担度を約十％残した固定法だったのです。「固定力」を知らない！これが治らない人や改善しない人たちの共通点になっているのです。

固定をしない腰痛治療は最終的に対処療法《たいしょりょうほう》や気休め、癒《いや》し的な行為で終わってしまう場合が多くあります。固定には九十％以上の治す力があるので、治療は九十％の固定力をもって行わなければならないのです。

3　固定量を計算、これを守る

病原菌に例えると、感染《かんせん》した場合、この菌を死滅《しめつ》させるためには一定の量、つまり適量の薬が条件となって死滅させることができます。これと同じように損傷した骨や関節にも重力の負担度（破壊力）より安静度（治癒力）が上回るための、適量の固定が必要なのです。

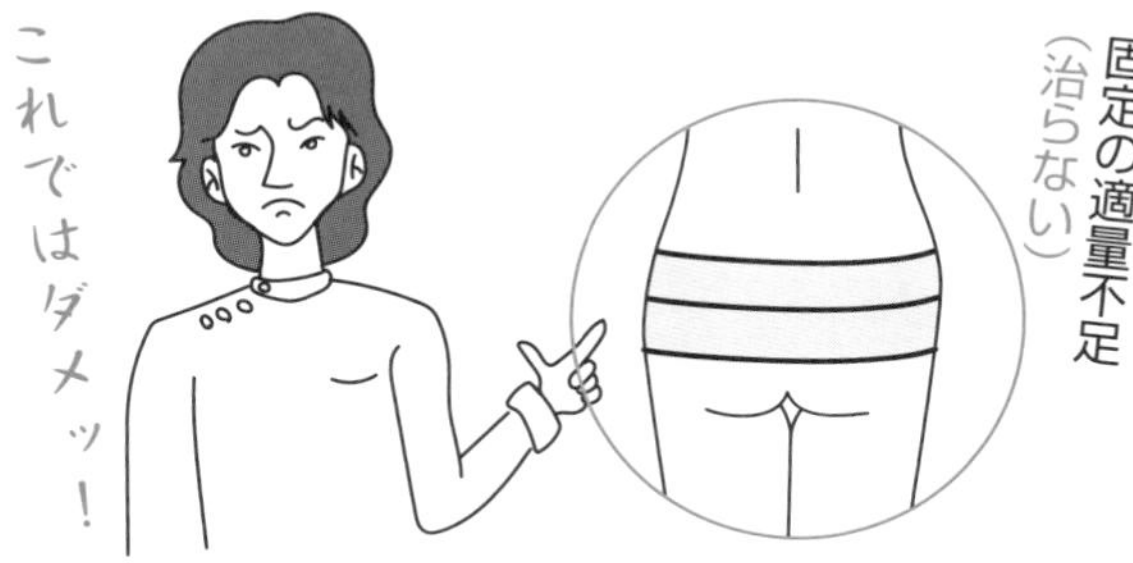
固定の適量不足
（治らない）
これではダメッ！

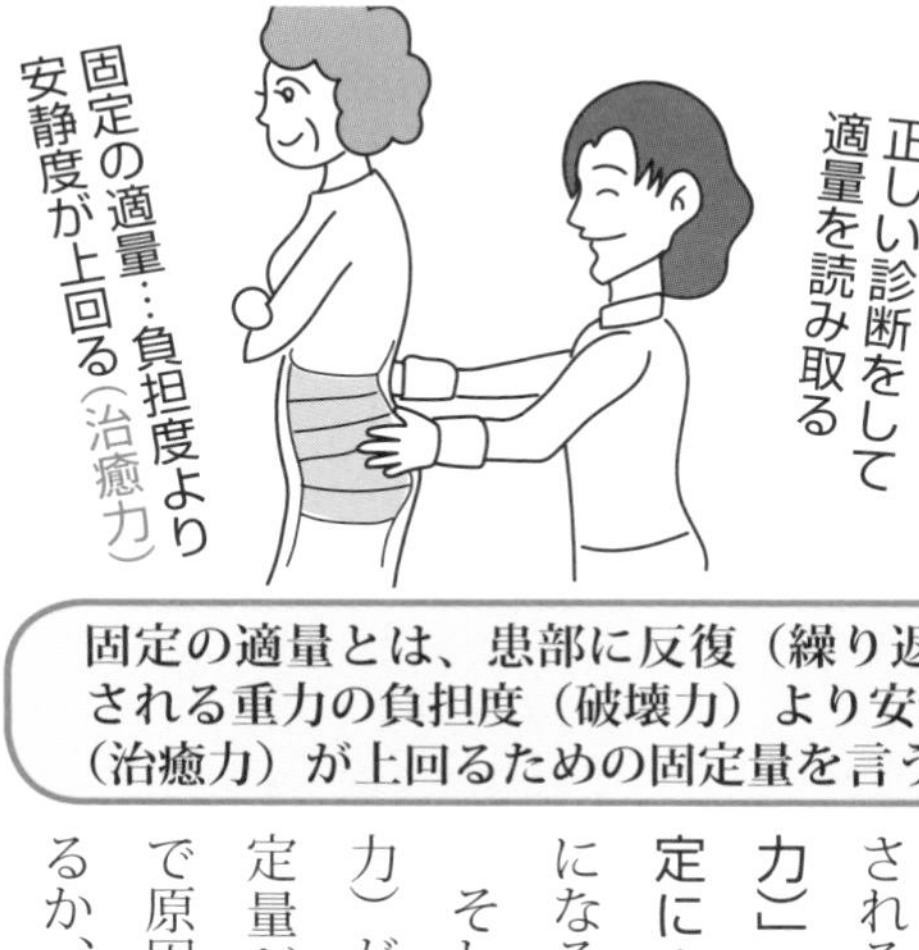
正しい診断をして
適量を読み取る
固定の適量…負担度より
安静度が上回る（治癒力）

固定の適量とは、患部に反復（繰り返し）される重力の負担度（破壊力）より安静度（治癒力）が上回るための固定量を言う。

ここでいう病原菌の例えとは関節に反復（繰り返し）される**「重力の負担度（破壊力）」**のことであり、薬が**「固定による安静度（治癒力）」**になるということです。

そして、この安静度（治癒力）が上回るための適量の固定量が読み取れるかどうかで原因療法（根本療法）となるか、または対処療法や気休め、癒し的な治療法で終わってしまうかが決まってしまいます。

脊椎間狭窄症をはじめ、腰椎《ようつい》分離《ぶんり》症《しょう》、腰椎すべり症、腰椎ヘルニアなどの過労性の損傷やこれに「ヘバーデン結節」が加わった変形性関節症（炎）「仮称：腰ヘバーデン」の場合は三裂のサラシ包帯を二本を用いて、股関節の外側にある大転子部《だいてんしぶ》と腰部全体の固定が適量となります。また、サラシ包帯に代わる専用ベルトを使用する場合は二本を用いて、同じ位置を固定することが適量になります。

4　固定には期間が重要

固定には期間が必要です。負傷の瞬間を特定できない過労性の損傷（慢性痛）やそれに「ヘバーデン結節」が加わった変形性関節症（炎）「仮称：腰へバーデン」には、新鮮な損傷（ケガ、捻挫、骨折）よりも長期間の固定が必要となります。

基本的な目安は「三週間で約半分改善し、残りの半分は固定をしないまま治療を続けてきた期間の五分の一の期間を要する」ということです。例えば固定をしない治療法を五年間続けてきた場合は、五年間の五分の一年、つまり一年間の固定を要する、ということです。

脊柱管狭窄症をはじめ、様々な慢性腰痛には一定期間の固定が必要です。また、三週間で半分改善するという内容は三週間で痛みと炎症を半減できる、ということです。

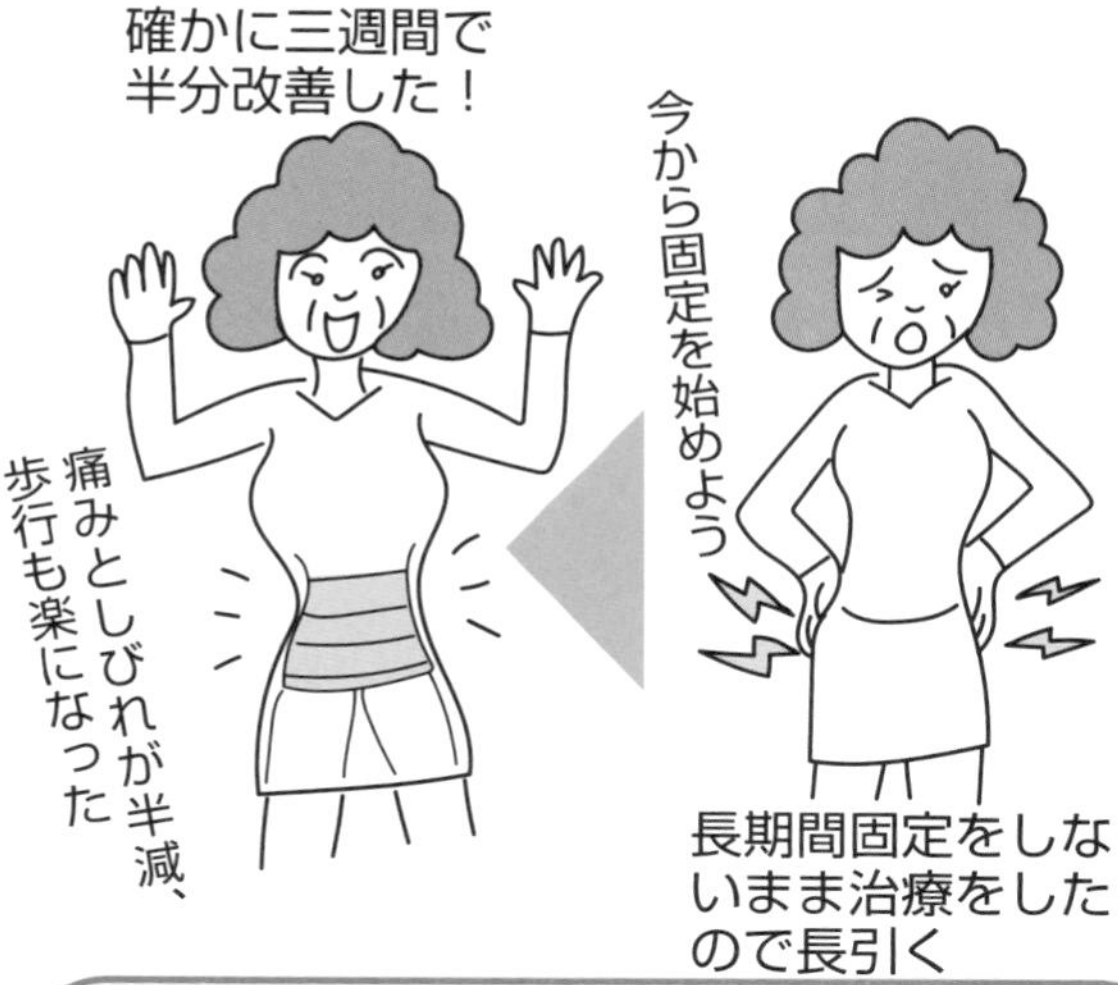
今から固定を始めよう
長期間固定をしないまま治療をしたので長引く
確かに三週間で半分改善した！
痛みとしびれが半減、歩行も楽になった

重力の負担度（破壊力）より安静度（治癒力）が上回る固定は、患部の環境学的条件を整え、自然治癒力（自己治癒力）を発揮させ、必ず快方改善に向かうという原則に従わなければならない。

●三週間で半分改善の目安

①疼痛度《とうつうど》の半減→歩行痛、運動痛、しびれ感、夜間痛など自訴痛《じそつう》の半減

②腫張痛《しゅちょうつう》の半減→発赤《ほっせき》、熱感、腫張、皮膚のシワなど外観的症状の半減（ひざの場合）

③不安度の半減→安心感、希望の確信と共に精神的不安感の半減

三週間で半分改善すると、これだけでもかなり楽になり、残りの半分の期間に希望を持ち固定を中心とした治療に専念できるようになります。

5　固定は自然治癒力を最大限に発揮させる

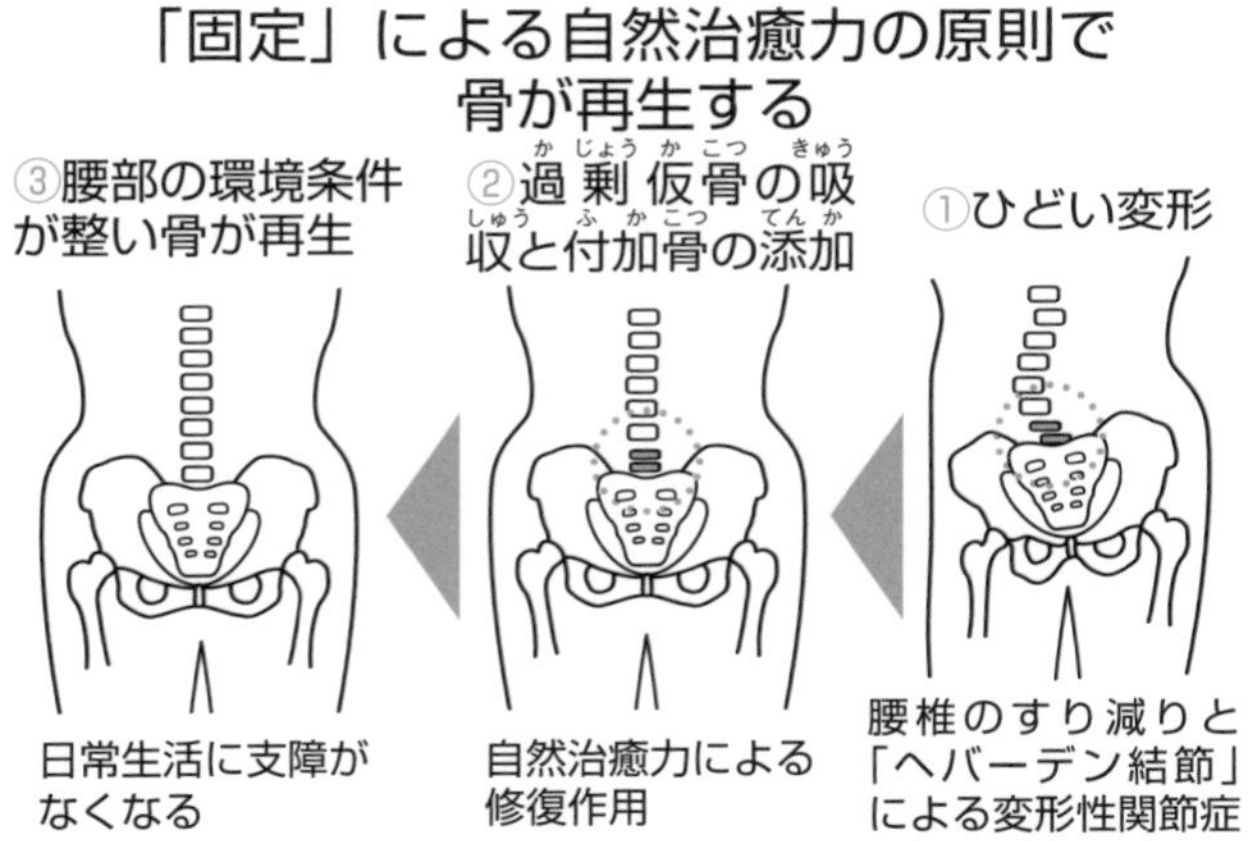
「固定」による自然治癒力の原則で
骨が再生する
③腰部の環境条件が整い骨が再生
②過《か》剰《じょう》仮《か》骨《こつ》の吸《きゅう》収《しゅう》と付《ふ》加《か》骨《こつ》の添《てん》加《か》
①ひどい変形
日常生活に支障がなくなる
自然治癒力による修復作用
腰椎のすり減りと「ヘバーデン結節」による変形性関節症

重力とのアンバランスによる「過労性の損傷」や「ヘバーデン結節」が加わった「変形性関節症（炎）」による変形・疲労骨折であっても固定によって起こる「過剰仮骨の吸収と付加骨の添加」という自然治癒力（自己治癒力）の原則に従わなければならない。

自然治癒力（自己治癒力）の原則は、高齢であっても肥満体《ひまんたい》であっても固定により改善します。

すでに変形・疲労骨折《ひろうこっせつ》・骨破壊があったとしても固定をすれば余分な骨は吸収され、欠けているところには新たな骨が補われ治癒に至ります。これを医学的には「過剰仮骨《かじょうかこつ》の吸収《きゅうしゅう》と付加骨《ふかこつ》の添加《てんか》」と呼んでいます。

すべての損傷は自分の中にある自然治癒力（自己治癒力）で治るので

あり、重力の負担を約九十%軽減した固定で患部の環境を整えることが治療行為なのです。

重要なので繰り返します。

医学の父と呼ばれているヒポクラテスの有名な言葉があります。

「人間は自ら治す力を持っている。真の医療とは自然治癒力を発揮させることであり、医術者はこの自然治癒力が十分発揮される条件を整えるだけである」。

この言葉に従うのです。**自然治癒力が十分発揮される条件とは、重力の負担を九十%軽減した固定のことです。**

6　固定は安心感に変わる

固定は苦しいものであったり、日常生活に著しい支障をきたしてはいけません。固定をするときの角度、つまり日常生活に支障の少ない、関節の遊びを残した状態で重力の負担度（破壊力）より安静度（治癒力）が上回る固定が必要です。

分かり易く説明すると、重力の負担を約十%残し、残りの約九十%に対し重力の負担を軽減する固定法です。

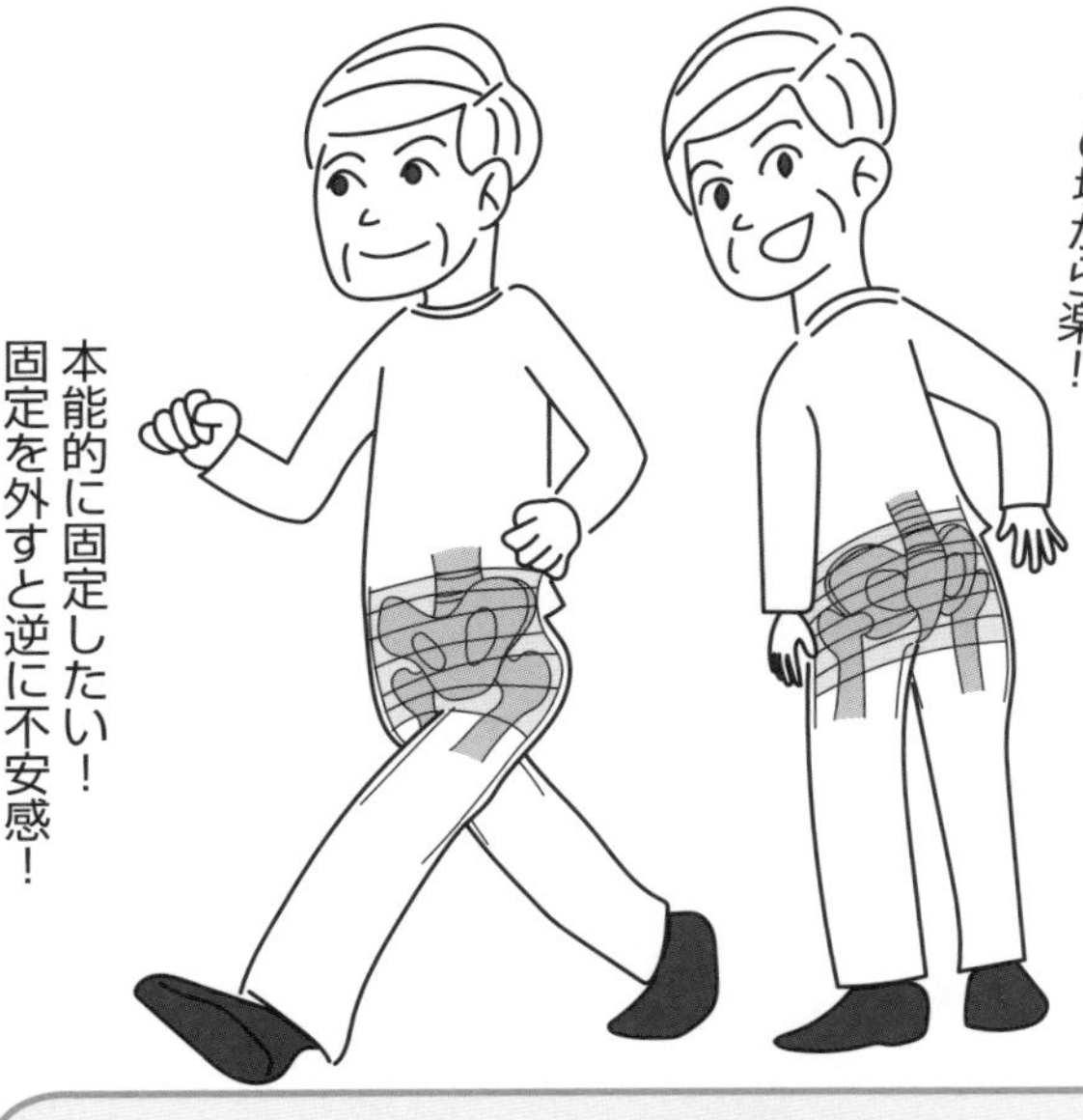
すごくいい！
その場から楽！
本能的に固定したい！
固定を外すと逆に不安感！

安静度（治癒力）が上回る固定は治癒本能が働き、安心感と共に固定を続けたいという要求を直感的に感じ取れる。この現象に導かなければならない。

この固定法は、その場から安心感が出てきて気持ちよく感じられます。たとえ最初は違和感があったとしても、二～三日目からは「治る」「改善する」という治癒《ちゆ》本能《ほんのう》の働きにより、逆に固定を外すことに危険を感じるようになります。

つまり、患部や身体と共に脳が固定を自然と要求してくる現象が起こります。

適切な固定をすると、最初は違和感があっても、安心感から二～三日目から固定したい、続けたいという要求現象を直感することができます。

7　心配するより固定が優先

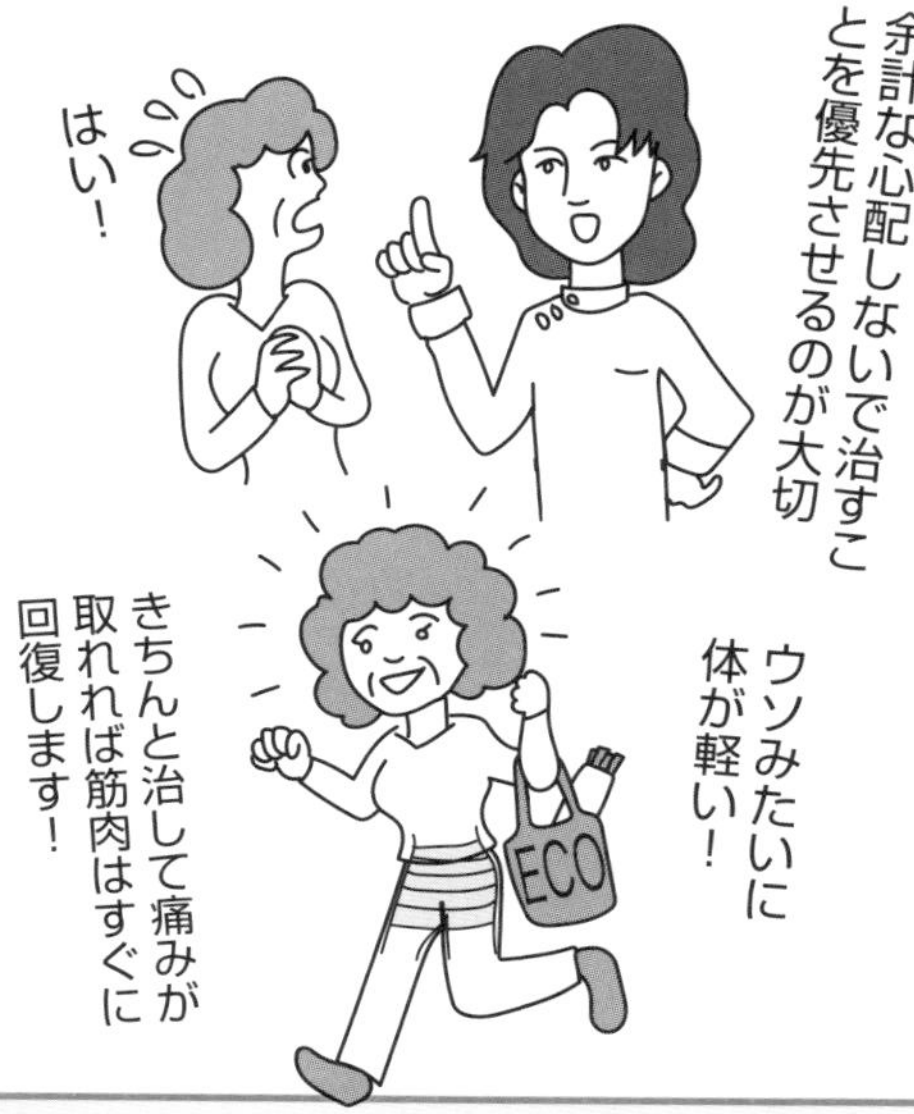
余計な心配しないで治すことを優先させるのが大切
はい！
ウソみたいに体が軽い！
ECO
きちんと治して痛みが取れれば筋肉はすぐに回復します！

固定をすると一様に「筋肉が落ちる」「関節が固まる」「血行不良を起こす」という心配が起こります。この心配よりも先に固定をして治癒や改善に導くことが優先されなければならない。

固定による筋力の低下は、固定を外した後、日常生活の中で自然に回復していきます。運動《うんどう》可《か》動域《どういき》を残した固定は心配するほど筋力低下による弊害《へいがい》はなく、余計な心配をして固定が甘くなることの方がより弊害が大きくなります。

運動可動域を残した固定は、日常生活の中で固定との

対抗運動《たいこううんどう》や加圧《かあつ》トレーニングの効果もあり、外見上筋肉が落ちたように見えても、脂肪が燃焼《ねんしょう》されただけで筋力は逆に鍛《きた》えられている場合も多くあります。また、運動可動域を残した固定は日常生活への支障が少なく、関節が固まる心配はほとんどありません。

固定は逆に過剰仮骨という余分な骨を吸収するので関節の動きもよくなってきます。骨折などで早く固定を外すと、過剰仮骨が出過ぎて関節が固まりやすくなります。また血行不良の心配も運動可動域を残した固定なので、持続的に血管を圧迫することはありません。

ギプスなどの運動可動域を制限した固定や、遊びのない強い固定を除いた包帯固定・コルセット・専用ベルト・サポーターによる弊害はほとんどありません。固定は昼間重力と戦う武器として使用し、重力の影響がない夜間は外すことが原則です。

固定に対する間違った先入観に洗脳《せんのう》されている人が多い、これが固定を優先しない治療の実態なのです。

8　固定こそが原因療法であり根本療法

治癒に導く九十％の働きが固定であり、残りの十％が手技や整体、電気、マッサージ、

湿布より効果百倍！固定保持

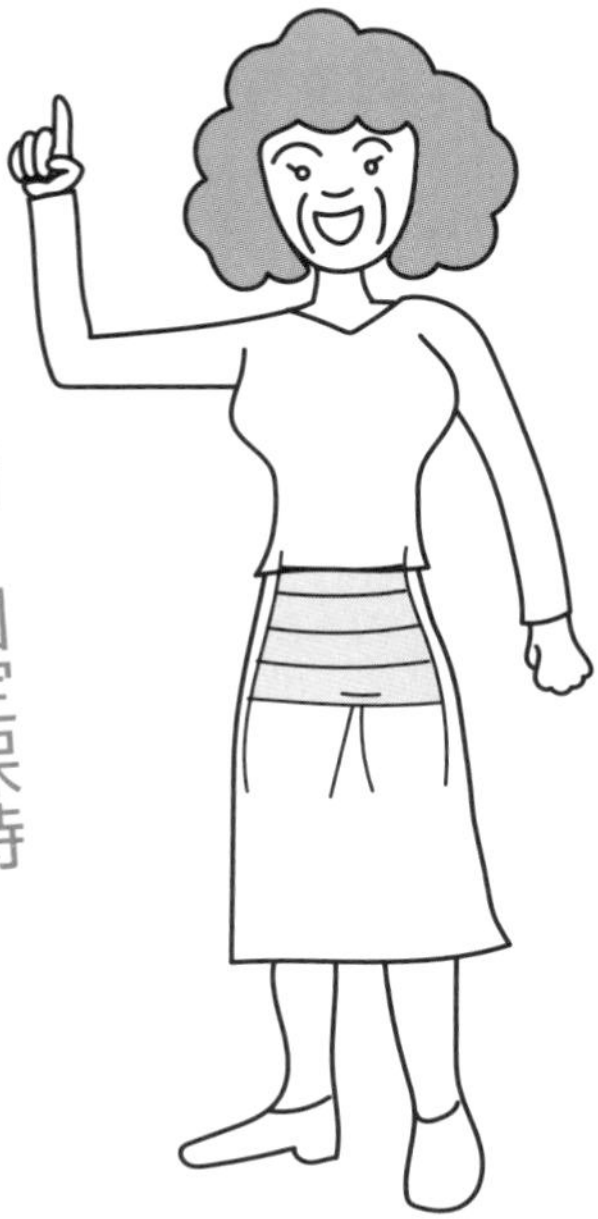

数ある治療法の中で、固定こそが原因療法であり根本療法なのである。人間は患部を安静固定することにより自ら治す力となる自然治癒力（自己治癒力）が発揮される。

湿布、薬、鍼《はり》、光線、風呂、栄養、癒し的な行為なのです。

　したがって残りの十％の行為や作用をもって治療行為と錯覚《さっかく》してはいけません。

　目先の間違った先入観にとらわれることなく、あくまで九十％の固定学を主体とした原因療法、根本療法が行われなければなりません。

　固定をしない治療、形ばかりの甘い固定は一時的な対処療法であり、気休め、癒し的な行為で終わり、結果として慢性化させたり、年々悪化させ健康寿命を短くしていくのです。

9　固定をする時間帯は、昼間固定して夜は外す

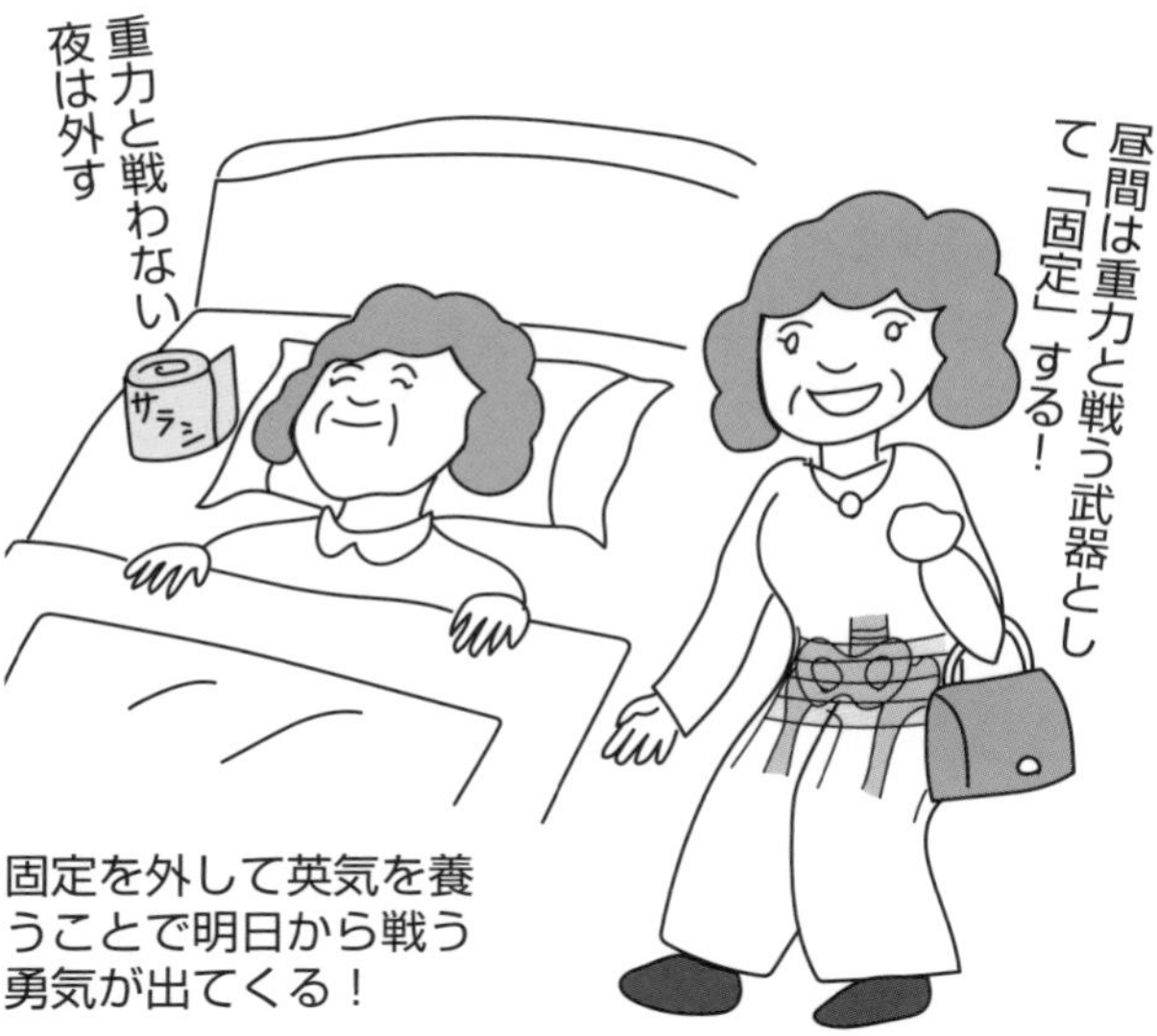
昼間は重力と戦う武器として「固定」する！
重力と戦わない夜は外す
サラシ
固定を外して英気を養うことで明日から戦う勇気が出てくる！

重力とのアンバランス（歪みやズレ）と介達外力による過労性の損傷と「ヘバーデン結節」が加わった変形性関節症（炎）に対する固定は、基本的に「昼間固定をして夜は外す」。

日常生活の中で歪《ゆが》みやズレのある患部へ過剰な重力の負担度（破壊力）や自家筋力による反復性の外力を受ける昼間の時間帯は、サラシ固定を重力と戦う武器として使用し、重力と戦わない夜間は外し、固定から解放して英気を養う時間帯なのです。

ただし、例外として激しい痛みや腫脹《しゅちょう》、熱感《ねつかん》など炎症状態がある場合は夜間も固定

したほうが患部の安静固定が保たれ効果的です。

事故やケガ、骨折など新鮮な損傷との違いは、この「夜は外す」、夜は外しても問題ないという考え方です。この考え方はサラシ包帯固定、コルセット、専用ベルト、サポーターなどの固定装具についても同様です。

［患部に関する環境条件］

外面からは「固定」	90％の治癒力
内面からは「栄養」	5％の治癒力
精神的には「癒し」	5％の治癒力

10 肉体と精神のバランスを整える

脊柱管狭窄症をはじめ、様々な慢性腰痛など負傷の瞬間を特定できない過労性の損傷や、これに「へバーデン結節」が加わった変形性関節症（炎）「仮称《かしょう》：腰部《ようぶ》へバーデン」が関係している場合が四十歳以降の女性に見られ、七十歳代がピークに感じられます。

この場合でも、外面からは安静度（治癒力）が上回る固定を施し、内面からはバランスの取れた

90%の治癒力
外面からの「固定」
［型材］
ギブス・サラシ包帯・コルセット

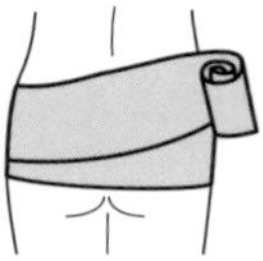

5%の治癒力
内面からの「栄養}
［セメント材］
脂肪・タンパク質・炭水化物
［鉄材］
ビタミン・ミネラル

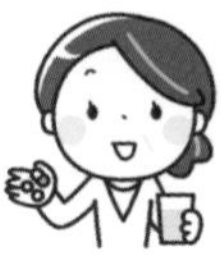
▼サプリメントで栄養摂取

5%の治癒力
精神的には「癒し}
患部に対する環境条件となる
安心感・安定感

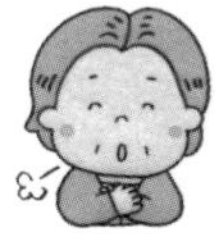
▼精神的にホッとする

過労性の損傷や「ヘバーデン結節」が加わった変形性関節症（炎）の場合、患部に対し「外面からは固定」「内面からは栄養」「精神的には癒し」が必要。

栄養補給を、精神的には自律神経のバランスを整える癒し行為で自然治癒力（自己治癒力）を発揮させます。

全体的（トータル的）な治療が必要ですが、どんな場合でも固定による治癒力を九十％とし、栄養と癒しは十％の治癒力とする。この重力とのバランス医療の考え方が必要です。

11　腰椎を変形させる介達外力

浮《う》き指《ゆび》、外反母趾《がいはんぼし》、扁平足《へんぺいそく》、「仮称《かしょう》：足《あし》ヘバーデン」があると体の重心が踵《かかと》へ片寄り、左右差を伴います。

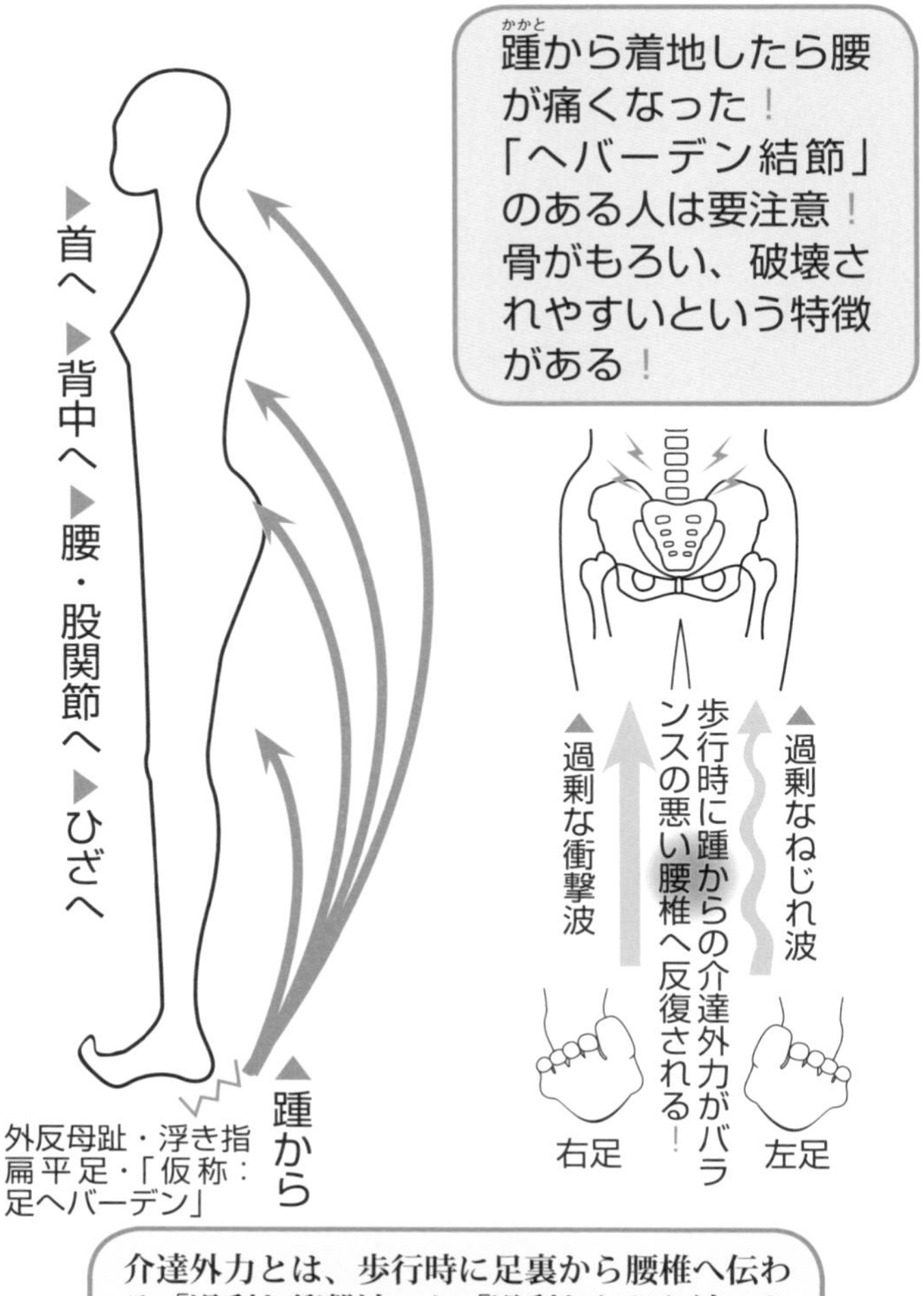

介達外力とは、歩行時に足裏から腰椎へ伝わる「過剰な衝撃波」と「過剰なねじれ波」という二つの破壊のエネルギーのことである。

重心が踵へ片寄ると、踵からの突き上げが強くなり、地震でいうところの**「縦揺《たてゆ》れ」と同じ現象で**「過剰《かじょう》な衝撃波《しょうげきは》」が発生し、腰椎に変形や骨破壊《こっはかい》が起こります。

もうひとつの重心の左右差は、歩行時にその左右差がより強くなり、**地震でいうところの「横揺れ」と同じ現象**が発生し歪みやズレが起こります。

介達外力とは、過剰な衝撃波（縦揺れ）と過剰なねじれ波（横揺《よこゆ》れ）のことです。横揺れは上部に伝わるとき、左回転のねじれに変化するので、過剰なねじれ波としているのです。

人間の身体や腰も、左半身でこの「過剰なねじれ波」と戦ったり吸収・無害化しているのです。ですから、左半身は歪んだりズレやすいのです。右半身は「過剰な衝撃波」と戦ったり吸収《きゅうしゅう》・無害化《むがいか》しているので、骨の異常が多いのです。

脊柱管狭窄症をはじめ、様々な腰痛のほとんどがこの介達外力である「過剰な衝撃波とねじれ波」によるものです。これに「ヘバーデン結節」による変形性関節症（炎）が加わることによって重傷化していくのです。

この足裏、特に踵からの介達外力《かいたつがいりょく》を吸収・無害化する〝基礎工事〟が治療の最後に必要不可欠なのですが、あまりなされていない。これが慢性化の原因でもあるのです。

第5章

未病医学(学問)「過労性構造体医学」を確立する

1　未病医学（学問）「過労性構造体医学」とは？

未病医学《みびょういがく》（学問）「過労性構造体医学《かろうせいこうぞうたいいがく》」の目的とは――。

①負傷の瞬間を特定できない痛みや損傷などの「運動器系の障害」（ロコモティブシンドローム）

②原因のはっきりしない自律神経失調状態《じりつしんけいしっちょうじょうたい》やうつ状態などの「神経系の障害」（ニューロパチーシンドローム）

③発症に気付きにくい生活習慣病《せいかつしゅうかんびょう》などの「代謝系《たいしゃけい》の障害」（メタボリックシンドローム）

これらの症状に対する根本原因を人間の土台となる足裏から「重力とのバランス」で追究し、これに「ヘバーデン結節」（変形性関節症《へんけいせいかんせつしょう》（炎《えん》））を加えて解明することです。それにより、足から未病のうちに改善し健康寿命を延ばすことで、人類の発展に役立てるのです。

原因のはっきりしている痛みや身体の不調、病気に対してはその原因を裏付けとする治療マニュアルがあるように、①②③に対しては「重力とのアンバランス」に加え、「四十歳以上では『ヘバーデン結節』（変形性関節症（炎））の転移または発症」を加えた理論と治療マニュアルが必要な時代になったのです。

結果的に、この理論を通らなければ伝統《でんとう》医療《いりょう》の革新や治療医学、未病医学（学問）・予防医学の確立につながらないとして恐れながら申し上げているのです。

今までこの「過労性構造体医学」、未病医学（学問）その基礎理論、つまり「重力とのバランス医療」が現代医学の中になかったことがむしろ不自然であり、患者さんの不利益になっていたのです。この真実、理論が柔整《じゅうせい》（接骨院）、鍼《はり》、マッサージ、整体、カイロプラクティックや各種の健康行為の基礎理論（学問）とならなければならないのです。

2　宇宙から未病、医療を考える時代

地球上で起こった出来事（痛みや自律神経の不調、生活習慣病（代謝系障害）の症状）だけを対象にしていたら、新たな発見はできないのです。また、今までの考え方に固執していたり、常識という先入観に捕らわれるのではなく、宇宙から未病や医療を考えるので

す。これは重要な部分であり、私が新しく集約したものなので繰り返します
　宇宙から健康や医療を考えるとは**「無重力」**の絶対的支配下にある**宇宙**と、**「重力」**の絶対的支配下にある**地球**とを比較してこそ、今まで分からなかった原因、つまり加齢《かれい》、老化、何かの原因、原因不明、心の問題、脳の問題と曖昧にしてきたことの真実を解明することができるのです。その対象となる代表的な症状を次の三つに集約しています。

①負傷の瞬間を特定できない関節の痛みや変形、骨損傷などの「運動器系の障害」（ロコモティブシンドローム）

②原因のはっきりしない自律神経失調状態、うつ状態などの「神経系の障害」（ニューロパチーシンドローム）

③発症に気付きにくい生活習慣病（代謝症障害）などの「代謝系の障害」（メタボリックシンドローム）

　この三つの症状に対し、本当の原因を「重力とのアンバランス」に、四十歳以上ではこれに「ヘバーデン結節」の転移や発症を加えた理論で解明することによってこそ、本当の病気になる前の〝未病《みびょう》〟のうちに改善することができるのです。

　前述したように、すでに宇宙飛行士による「哺乳類《ほにゅうるい》と無重力との関係」や「重力と健

康との関係」についても本格的な実験が始まっています。宇宙飛行士の金井《かない》宣茂《のりしげ》氏も「健康寿命のヒントは宇宙にある」また「宇宙医学を地上の臨床や研究に応用するのがＩＳＳ（国際宇宙ステーション）の存在意義」ともいっています。

この宇宙医学に確当するのが未病医学（学問）であり、「過労性構造体医学《かろうせいこうぞうたいいがく》」（重力とのバランス医療）なのです。

3　宇宙飛行士の言葉が「重力との関係」を証明している

「重力と健康との関係」、この裏付けとして宇宙飛行士の言葉を厳粛《げんしゅく》に受け止めることが必要です。ここも重要なので繰り返します。

日本人をはじめ、アメリカやロシアの宇宙飛行士が地球に帰還《きかん》したとき、語っている共通の言葉をもう一度思い出してください。

「宇宙から青い地球を見たことは素晴らしく感動した。しかしもっと感動したことは地球に帰還したとき、初めて実感した地球の重力だった」と言っています。一様にそれぞれの宇宙飛行士が「重力の威力《いりょく》、そのすごさ」をいろんな角度から表現しています。

まとめてみると、地球は重力で成り立っている、そしてその中に住む人間も「重力とのバランス」を効率的に保つことで生かされている。重力によって日々の生活が成り立っているということです。

しかし、**最初から地上で暮らしている我々は重力のことを当たり前のように捉《とら》え、「重力の威力、そのすごさ」を忘れ、健康、医療、未病医学（未病学問）・予防医学に用いてこなかったのです。これが現代医療の盲点《もうてん》であり、落ち度なのです。**

「重力とのバランス」を力学的、科学的、統計学的な見地から確立した「過労性構造体医学」（重力とのバランス医療）を「重力と健康との関係」や、重力とのバランスを最も多くコントロールしている足裏から「足と健康との関系」を追究し、**治療医学、未病医学、伝統医療に対し、その学問的な裏付けとして取り入れていく必要があるのです。**

なぜなら、要介護者《ようかいごしゃ》を減らし、健康寿命を伸ばすことができるからです。その結果として無駄な医療費の削減が可能となるからです。

4　哲学に裏付けられた「過労性構造体医学」

自然界の法則

１次元構造	点と線＝「縦」
２次元構造	縦に対する「横」
３次元構造	縦と横に対する「高さ」
４次元構造	縦と横と高さに対する「時間」
５次元構造	縦と横と高さと時間に対する「環境」

時代の変化に伴って、新しい考え方による健康法や医療が必要です。それには、それを裏付ける哲学が必要なのです。

古代ギリシャ時代、つまり今から二千五百年前に「医学の父」と呼ばれたヒポクラテスの全集の中に有名な言葉があります。私をいつも初心に戻してくれる言葉なので多くの著書で繰り返し説明しています。

「医術者であると同時に哲学者であれ」

「哲学の中に医術を、医術の中に哲学を織り込まなければならない」

つまり、**医学と哲学は同じものであると説いています。**過労性構造体医学（重力とのバランス医療）の哲学とは、「地球は重力によって成り立っている。自然界のものはすべて「重力とのバランス」で成り立っているのであるから、その中に住む以上、人間の身体も「重力とのバランス」で成り立っている。よって、地球の構造も人間の身体も力学的には同じ「自然界の法則」に基づいた構造体で成り立っている。つまり、地球も人間も重力の中では同じ構造体である」という前提から始まっています。

地球の構造である自然界の法則とは、一次元（縦）×二次元（横）×三次元（高さ）×四次元（時間）×五次元（環境）となります。この自然界の法則を図表で示すと前頁のようになります。

これを構造物や構造体に置き換えたのが「自然界五次元構造の法則」なのです。地球は重力の支配下の中で、力学的には「縦×横×高さ×時間×環境×」、このような五次元構造の法則で構成されているのです。よってその中に住む人間の身体もこの法則に則って作られているのです。

さらにわかりやすく説明すると、まず一次元から三次元までを**（縦×横×高さ）の構造《こうぞう》学的《がくてき》バランス「構造医学《こうぞういがく》」**とし、次に四次元を**時間経過に伴う過労学的バランス「過労医《かろうい》学《がく》」**とし、最後に五次元は**肉体と精神に対する環境学的バランス「環境医学《かんきょういがく》」**として、この法則を人間に置き換えていく哲学です。これを図表で説明すると次のようになります。

自然界5次元構造の法則			
	１次元構造	縦 ×	①構造医学
	２次元構造	横 ×	
	３次元構造	高さ ×	
	４次元構造	時間 ×	②過労医学
	５次元構造	環境 ×	③環境医学

自然界の法則を構造物に置き換え、
さらに人体に置き換えていく

「過労性構造体医学」の「過労性」とは、重力には時間経過が伴います。時間経過には過労性が伴い、その過労性となる最大の破壊力が「過剰《かじょう》な衝撃波《しょうげきは》×過剰なねじれ波×」なのです。人間にあてはめると、足裏の異常により免《めん》震機能《しんきのう》が低下した踵《かかと》からの「過剰な衝撃波とねじれ波」が発生。それが介達《かいたつ》外力《がいりょく》となり上部の関節を、時間経過と共に負傷の瞬間を特定できない過労性の損傷となって変形、骨破壊（疲労骨折）させるという意味です。

「構造」とは重力に対する「縦×横×高さ×」からなる構造学的な歪みやズレのことなのです。人間にあてはめると、足裏の異常により**「安定機能が低下」**。それに比例して上部の関節に縦（前・後）×横（左・右）×高さ（上下）×の構造学的な歪みやズレが発生する、ということです。「体」とは肉体と精神に対する「環境条件」のことです。つまり「環境学的」条件が肉体と精神に及ばす影響のことなのです。

これを人間にあてはめると、構造学的な歪みやズレのある関節に、踵からの過剰な衝撃波とねじれ波という介達外力を生活環境の中で反復（繰り返す）する条件（環境）のことです。これにより、負傷の瞬間を特定できない原因不明とされる痛みや変形、骨破壊・不調・未病が発症する、という理論なのです。

この「自然界五次元構造の法則」が理解できると原因不明とされる痛みや変形、骨破壊（疲労骨折）・不調・未病が発症する本当の原因を解明する「8方向の診断」の根拠や裏付け（エビデンス）となる理論が分かってきます。

5　未病を解明（見える化）する「8方向の診断」

「自然界五次元構造」を「重力とのバランス」で単純に割っていくと八通りのアンバラ

ンス『**縦**＝「①前」「②後」×**横**＝「③左」「④右」×**高さ**＝「⑤上下」×**時間**＝「⑥衝撃」×「⑦ねじれ」×**環境**＝「⑧環境」』に分けられるので、これを「8方向の診断」と呼んでいます。**ニュートンは重力（引力）を発見しましたが、私はその重力の中に八通りの見えにくいアンバランスが存在していることに気付きました。**

この八通りのアンバランスが原因不明とされる関節の痛みや自律神経失調症、代謝症《たいしゃしょう》の隠れた本当の原因になっていたのです。

この「重力とのアンバランス」を力学的に解明し、これを総称して「過労性構造体医学」（重力とのバランス医療）と名付け、未病医学（学問）として確立しました。図表で説明すると次頁のようになります。

「重力とのアンバランス」を判断する「8方向の診断」を理解する方法（ポイント）は、八通りのアンバランスの中で、どのアンバランスが最大原因となっているのか、またその中のいくつかが複合しているかを判断していく方法なのです。

八通りのアンバランスを人間の患部や身体にあてはめ、力学的構造体として診断していくと、①「構造学的歪み」（縦×横×高さ×）を判断し、②時間経過と共に足裏（踵）から伝わる介達外力（過剰な衝撃波×過剰なねじれ波×）を、③日常の生活（生活環境条件）

未病を解明する
８方向の診断
（８通りのアンバランス）

自然界５次元構造の法則	縦×	1	前のアンバランス	構造医学
		2	後のアンバランス	
	横×	3	左のアンバランス	
		4	右のアンバランス	
	高さ×	5	上下のアンバランス	
	時間×	6	衝撃のアンバランス	過労医学
		7	ねじれのアンバランス	
	環境×	8	患部環境のアンバランス	環境医学

重力とのバランスとは、①構造、②時間（過労時間）、③環境の３つのことです。

の中でどれだけ反復（繰り返し）し、損傷度が蓄積されているのかを判断していくのです。

これに、四十歳以上では「ヘバーデン結節」の転移や、このバランスの悪い関節から始まる「ヘバーデン結節」による「変形性関節症（炎）」を加えた判断が時代の変化に伴う新しい診断法なのです。

この新しい診断法が原因不明とされる①運動器系（ロコモ）の痛みや変形、骨破壊、②神経系（ニューロ）の自律神経失調状態、うつ状態、③代謝系（メタボ）の代謝《たいしゃ》症《しょう》障害《しょうがい》（生活習慣病）を力学的に解明することができるのです。

これが全患者の八十％以上を占めているのですから現代医学・伝統医療・未病医学（学問）はこの「8方向の診断」を通らなければ、未病医学（学問）の確立や発展に結びつかないと結論付けているのです。

私たちは今こそ「過労性構造体医学」（重力とのバランス医療）が必要なのです。そしてこの理論は現代医学とは別に未病医学（学問）や未病医療、特に伝統医療となる柔整（接骨院）、整体、カイロ、その他健康関係者に対する初の学問的な裏付けをもった新しい医学書になると確信しているのです。これに現代医療を加えて総合的に判断する方法が「10方向の診断」なのです。

6　医療・治療の基礎は「10方向の診断」

負傷の瞬間を特定できない関節の痛みや変形、さらに自律神経失調、代謝症障害を解明する方法を「8方向の診断」と呼んでいます。

これに対し、原因をはっきりと特定できる二つの症状「先天的《せんてんてき》アンバランス」と「後天《こうてん》的《てき》アンバランス」を加えた診断法を「10方向の診断」と呼んでいます。すべての症状を診断する場合、その前提条件となる**「先天的アンバランス」とは、遺伝や生まれつきが原因となる症状のことです。もうひとつの「後天的アンバランス」とは、事故やケガ、病気(「ヘバーデン結節」や関節リウマチ)による変形性関節症(炎)が原因となる症状のことで、どちらも原因をはっきり特定できます。**この二つを加え総合的、全体的、トータル的に診断する方法が「10方向の診断」なのです。**「10方向の診断」の重要性は「8方向の診断」をする前の重要な判断材料であり、施術《せじゅつ》を行う上で必要不可欠な診断法なのです。**

現在、様々な治療法や手技、健康法、いやし的行為が氾濫《はんらん》しています。それぞれの行為を医学的に分類し、学問づける場合の基礎となる理論が「10方向の診断」なのです。「10

8方向の診断と10方向の診断

	生まれつきの遺伝的要因	9	先天的アンバランス	①遺伝医学
自然界五次元構造の法則	一次元構造（縦）×	1	前のアンバランス	②構造医学
		2	後ろのアンバランス	
	二次元構造（横）×	3	左のアンバランス	
		4	右のアンバランス	
	三次元構造（高さ）×	5	上下のアンバランス	
	四次元構造（時間）×	6	衝撃のアンバランス	③過労医学
		7	ねじれのアンバランス	
	五次元構造（環境）×	8	患部環境のアンバランス	④環境医学
	事故・ケガ・病的要因	10	後天的アンバランス	⑤臨床医学

重力

未病解明する8方向の診断

10方向の診断

＊40歳以降の女性では病的要因の中に、全身の関節に変形性関節症（炎）を発症させる「ヘバーデン結節」を加えた診断が必要なのです。男性にも1～2割くらい見られますが、これを混同して一般的なすり減り、加齢による「関節症」と誤診して重症化させている場合が多く見られます。

＊時代は重力とのバランス「Gバランス医療」に全身の症状を起こす「ヘバーデン結節」を加えた医療が求められているのです。

方向の診断」の図からも分かるように、医学は次の五つに分類することができます。

①遺伝医学《いでんいがく》（先天的アンバランス）遺伝的、生まれつき要因
②構造医学《こうぞういがく》（構造学的アンバランス）歪みやズレ
③過労医学《かろういがく》（過労学的アンバランス）過剰な衝撃波とねじれ波
④環境医学《かんきょういがく》（環境学的アンバランス）肉体と精神に対する環境条件
⑤臨床《りんしょう》（治療《ちりょう》）医学《いがく》（後天的アンバランス）事故、怪我、病的要因

このように分類することによって、それぞれの治療法や手技、健康法、いやし的行為が①～⑤までのどの部分に当てはまるのか、今行っている施術に対し、幹と枝や葉とに分類することができます。これにより医師と伝統医療の治療家、そして健康指導者、未病関係者、それぞれが役割分担をしてから研究することで、無駄を省き効率性の高いより高度な医療へと進歩することができます。

7　未病改善の三原則（治療の三原則）

長年の施術経験の中で使命に目覚め、常に応援や初心に戻してくれる言葉があります。私にとってとても重要な出来事なので他の著書でも繰り返し説明しています。「医学の父」と呼ばれた古代ギリシャ時代、約二千五百年前の哲学者ヒポクラテスの言葉です。

「医術者であるのと同時に哲学者であれ」

「哲学の中に医術を、医術の中に哲学を練り込まなければならない」

つまり医学と哲学は同じものであると説いています。

もうひとつ施術《せじゅつ》に対するヒポクラテスの言葉があります。それは、

「人間は自ら治す力を持っている。真の医療とは自然治癒力を発揮させることであり、医術者はこの自然治癒力が十分発揮される条件を整えるだけである」

という有名な言葉です。これは医療を志した者ならだれでも一度は聞いたことがあり、これこそが本来の医療であり、それをまとめたのが「〝足から未病〟改善の三原則」（治療の三原則）なのです。この自然治癒力が十分発揮される条件は次の三つの原則なのです。

①足裏から患部や全身を診《み》て「構造学的な歪みやずれとなるアンバランスを判断し、それを重力とのバランスで構造学的に回復させることで自然治癒力を発揮させる」、これが患部や全身の「バランスを整える」の意味です。

②足裏から関節や骨に伝わる『過剰な衝撃波と過剰なねじれ波』という介達外力が時間経過（過労時間）を伴って発症する過労学的損傷を判断し、その過労時間から価値時間へと変化・回復させることで自然治癒力を発揮させる」、これが（免震と血行）の意味です。

③足裏から肉体と精神に「反復される生活環境条件を判断し、それを環境学的条件で整え回復させることで自然治癒力を発揮させる」、これが（外面からは固定、安静、内面からは栄養、精神的には癒し）の意味です。

この三つの治療法（施術）を同時に行うことが本来の医療なのです。この中のひとつが欠けてもそれは気休め、対処療法、癒し行為で終わってしまいます。

常にこの未病改善の三原則（治療の三原則）を同時に行いますが、それぞれの原因や症状によって①～③のどの治療法に重きを置いたり優先しなければならないかを判断し、自然治癒力が最大限に発揮される治療法を取り入れていくことが今すぐ必要です。カサハラ式フットケア整体とはこの三原則を用いた施術法なのです。

8　哲学に裏付けられたフットケア整体

伝統医療の盲点は、患部を人間の土台となる足裏から重力とのバランス医療における「8方向の診断」や「10方向の診断」で隠れている本当の原因を解明しなかったり、また「重力とのバランス」を整える未病改善の三原則（治療の三原則）を用いてこなかったことです。さらに「ヘバーデン結節」による「変形性関節症（炎）」が足、ひざ、股関節、腰部、背部、頚部に発症しているという事実も見落としています。

診断においても加齢、老化、何かの原因と曖昧にしてきたため哲学的に裏付けられた「8方向の診断」や「10方向の診断」、そして治療法である「未病改善の三原則（治療の三原則）」まで到達していないのです。その結果として、治療法が混乱し「対処療法《たいしょりょうほう》」「気休め」「癒《いや》し」行為が氾濫し、しかもそれが最もらしく行われています。また重力の威力、そのすごさに気付かず固定をしない治療法に対し疑問を持たない人たちも多くいるのです。

本来人間を治すには西洋医学も東洋医学も、またその他の医療もないはずです。人間を最も効率的に治す方法はひとつなのですが、診断法と治療法がそれぞれの立場により異な

っていると訴え続けているのです。

私たちは絶対的重力の支配下にある地球に住む以上、人間もひとつの「力学的構造体《りきがくてきこうぞうたい》」として捉え、**「重力とのアンバランス」から診断したり、治療していくという哲学が何より優先されなければならないと訴え続けているのです。**

これを簡単に説明すると「耐震構造設計《たいしんこうぞうせっけい》ミス」の患部や身体を診断し、そこから「耐震構造設計合格」へと戻す治療法が必要なのです。「耐震構造設計合格」には、その基礎となる人間の土台、足裏から患部や全身を重力とのアンバランスで診断し、そして整えていくという哲学が必要なのです。

これが「治療の三原則」であり、「未病改善の三原則」や様々な健康法の三原則なのです。**これに「ヘバーデン結節」の転移やバランスの悪い関節から始まる「ヘバーデン結節」を加えた施術法を総称して「フットケア整体」と呼んでいます。**これを未病改善の三原則（治療の三原則）を用いて分かりやすく説明すると次のようになります。

①足裏から患部や全身を「重力とのバランス」で整え、自然治癒力を発揮させる……「足裏から患部や全身における構造学的なアンバランスを整え、硬縮《こうしゅく》した筋肉や腱《けん》を弛緩《しかん》させ

自然治癒力の３原則

１次元構造	縦 ×（前・後）	①足裏から患部および全身を重力とのバランスで整え、自然治癒力を発揮させる
２次元構造	横 ×（左・右）	
３次元構造	高さ ×（上下）	
４次元構造	時間 ×（衝撃・ねじれ）	②足裏の免震処置と血行促進のバランスを整え、自然治癒力を発揮させる
５次元構造	環境 ×（患部環境）	③肉体と精神に及ぼす環境条件のバランスを整え、自然治癒力を発揮させる

未病・治療の３原則

重力とのバランス

①第１の原則 縦 × 横 × 高さ × （構造医学）	足裏から全身を重力とのバランスで整え、「構造体的ゆがみの回復を図り」、自然治癒力を発揮させる	足裏バランステーピング法 フットケア整体 カイロプラクティック 徒手的整復術（柔道整復師） 外科的手術（医師）　など
②第２の原則 価値的時間 × （過労医学）	免震処置と血行促進で「過労学的損傷の回復を図り」、自然治癒力を発揮させる	足裏の免震処置 光線・電気療法 マッサージ・鍼・灸・温熱、冷却湿布 ドッグブレス呼吸法　など
③第３の原則 体環境 × （環境医学）	・外面からは「患部の安静固定」 ・内面からは栄養で「環境学的条件の回復」 ・精神的には「自律神経の安定」を図り、自然治癒力を発揮させる	・外面的には固定または補強（ギプス・シイネ、コルセット、包帯、サポーターなど） ・内面的には栄養療法、健康食品（サプリメント）、医師による薬物療法 ・精神的にはいやし、やすらぎ　など

たり、神経の圧迫を外して自然治癒力を発揮させる」

これをさらに分かりやすく説明すると、「フットケア整体」を行って耐震構造設計合格の身体へと戻し、最後に足裏のバランスを整える「カサハラ式テーピング法」でその効果を数倍長持ちさせるという方法です。

整体やカイロの最後に足裏のバランスを整えておかないと、たとえどんなに素晴らしい整体やカイロを行っても、一日で元の歪みやズレに戻ってしまいます。整体やカイロは当然、「ヘバーデン結節」による「変形性関節症（炎）」の有無を熟知《じゅくち》した者が行うべきで、これを知らない者が行うことは危険な場合があります。

②足裏の免震処置《めんしんしょち》（過労時間《かろうじかん》）から血行促進《けっこうそくしん》（価値時間《かちじかん》）へと「時間のバランス」を整え、自然治癒力を発揮させる……「足裏から関節や骨に伝わる「過剰な衝撃波と過剰なねじれ波」を人工筋肉素材の免震インソールで吸収・無害化すると共に、低周波機や専用マッサージ機を用いて**硬縮した筋肉や腱を弛緩させ血行促進により過労時間から価値時間へと変化させて回復時間を早め、自然治癒力を発揮させる**」

これを分かりやすく説明すると、足裏と患部及び首、肩に低周波やマッサージ機で身体の緊張をほぐすことです。**足裏の刺激は、足裏のセンサー（メカノレセプター）①安定機《あんていき》能《のう》、②免震機能《めんしんきのう》、②運動機能《うんどうきのう》を取り戻し、**回復時間を早めることが目的です。このほか足裏への刺激は、足裏の疲労を回復させると同時に足底反射を高め、踏ん張り力を鍛《きた》えることや自律神経の誤作動《ごさどう》を調整したり、下半身の血液を全身のすみずみまで行き渡らせる効果があります。血行促進の最後に人工筋肉素材の免震インソールを靴の中に入れ、これ以上の損傷を防いだり予防していきます。この免震処置をしないと変形や骨破壊が過労時間に伴って進行、悪化してきます。

③**肉体と精神に及ぼす反復性に対し、「環境条件のバランス」を整え、自然治癒力を発揮させる**……「肉体的には外面と内面がありますが、外面からは反復性に伴う重力の負担度（破壊力）より安静度（治癒力）が上回る固定や、サポーターで硬縮した筋肉や腱を弛緩させ、自然治癒力を発揮させる」

これを分かりやすく説明すると、痛みや変形、骨破壊がある患部に対し、**外面からはサラシ包帯固定やコルセット、サポーターなどで固定する方法です。**また、内面からは栄養学になります。**精神的には納得のいく説明や励《はげ》まし、優《やさ》しさ、思いやり、安心感、癒しな**

どの希望を与える施術で不安や疑《うたが》い、矛盾《むじゅん》をなくし、自律神経の誤作動を正常な状態に回復させ、精神や心の緊張をほぐします。

固定の最後に、治療に対して魔法のようなことを期待するのではなく、あくまでも「未病改善の三原則（治療の三原則）」と「固定学」に従うことの重要性を説明するのです。

カサハラ式「フットケア整体」は瞬間的な解決を目指すのではなく、こじらせた期間（固定をしない治療を続けてきた期間）に比例します。結果的にこれが魔法と思われるくらい早く治癒に導いてくれるのです。

施術の前に厳守していることや宣言していることがあります。それは、現代医学を否定する気持ちはまったくないということであり、医師の役割と治療家の未病のうちに改善するその役割を分担するための考えを提案しているのです。

また、医師の治療を受ける機会を奪うものではなく、あくまでセカンド療法として足裏から患部や全身を重力とのバランスで整えるという健康行為であり、未病のうちに改善することを目的としています。これにより、要介護者を減らし、健康寿命の延伸《えんしん》と医療費の削減《さくげん》が可能になると考えているのです。

●―おわりに

手の第一関節が変形する「ヘバーデン結節」は患者さんにも最近ようやく知られるようになってきましたが、手以外の足・ひざ・腰・背骨・首に起こる「ヘバーデン結節」は「脊柱管狭窄症」にも密接な関係があり、悪化や重症化させている場合があるという仮説を立てています。この事実を地域医療の発展・健康寿命の延伸につなげるためのひとつとして、左記の三名の先生と共に追究し、共に講演やセミナー、勉強会を長年開催しています。

医療法人 徳志会 あさひクリニック院長・一般社団法人 過労性構造体医学研究会（Gバランス医療）会長
医学博士 三浦一秀 先生
IMCクリニック院長・一般社団法人 過労性構造体医学研究会 理事
医学博士 村上浩 先生
医療法人和楽会 にこにこ整形外科医院 理事長・一般社団法人 過労性構造体医学研究会理事・沖縄県会長
伊志嶺恒洋 先生

最大の理解者である三名の先生の協力と監修を頂いたことにより、本書を出版することができました。心よりお礼を申し上げます。また、各医院のスタッフ様のご支援の賜物と深く感謝申し上げる次第です。

笠原 巖

カサハラ式フットケアグッズ

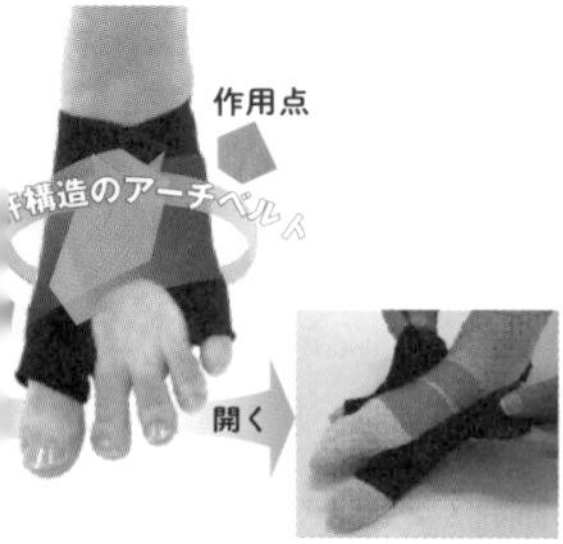

■外反内反®足へバサポーター「筒型タイプ」（片足入り）(AKC-008)

外反内反、浮き指・アーチ不足・足へバーデンの対策に。３本指テーピング靴下との併用で足裏のアーチを強力にサポート。室内用。指先が筒状なのでどんな足の形にもフィットしやすい。甲ベルトで足幅に合わせて微調整。かかとベルトでズレ防止。カラー：ブラック【日本製】

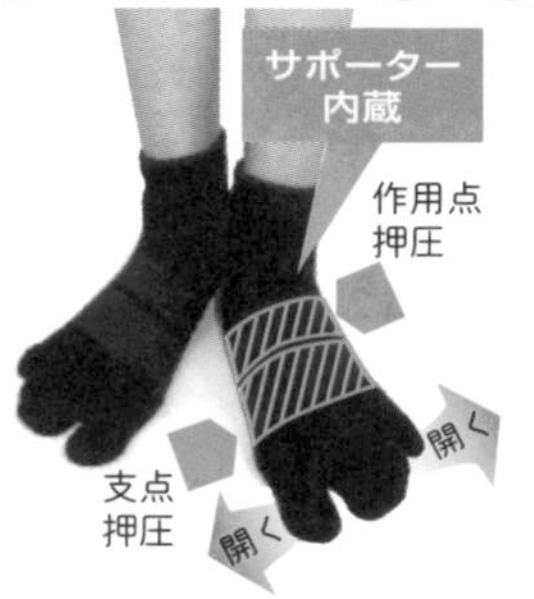

■ホソックス®（３本指テーピングタイプ）(AKA-009)

外反母趾・浮き指・アーチ不足・足へバーデンの対策・予防に。甲部分に編み込まれた２本のテーピングサポーターと３本指の構造で、履くだけで足裏のバランスを整え、正しい歩行を促す。踏ん張り力がつくと共に姿勢も正され、首も安定。カラー：黒・グレー・白【日本製】

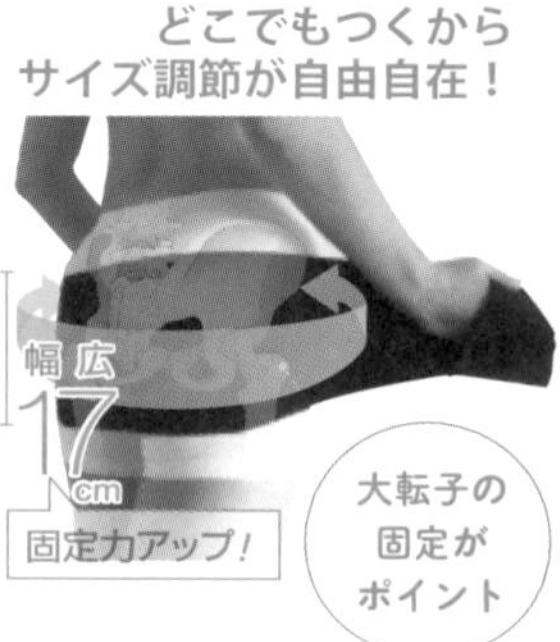

■固定力股腰《ココ》へバベルト 17 (AKE-007)

腰痛・股関節の痛みや骨盤の歪みに。両サイドに手を入れる「らくらくポケット付き」なので、指先に力が入らない方でも簡単に股関節と骨盤・腰椎を強力固定。すべり止め機能付き。カラー：ブラック【日本製】

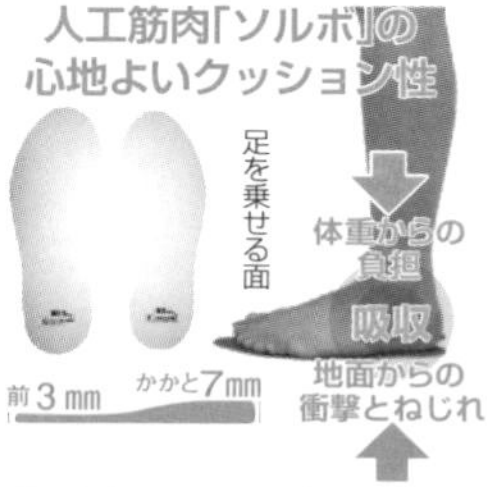

■町中ウォーキング®免震インソール (AKG-003)

外反内反、浮き指、扁平足、足へバーデンによる不安定な足裏の必需品。抜群のクッション性で足、ひざ、腰、首へ繰り返される突き上げから体を守る。特にへバーデン結節による痛みのある方やよく歩く方、立ち仕事の方にお勧め。かかと７mmのクッションでスニーカーやひも靴に最適。22-26 cm【日本製】

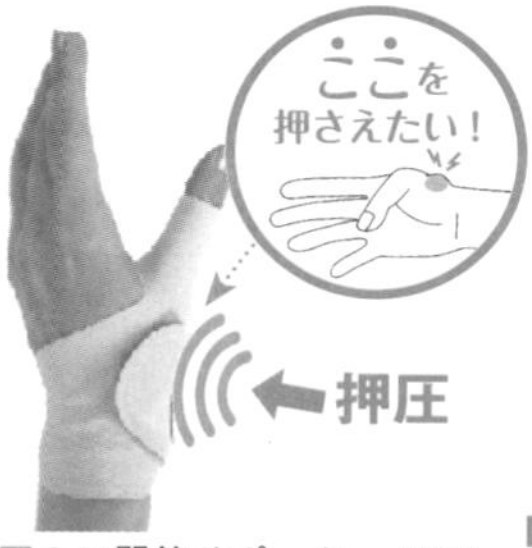

■ＣＭ関節サポーター (AKP-001)

手の親指の付け根「ＣＭ関節」の出っ張りや痛みに。ＣＭ関節を押圧するパッドが内蔵され、ワンタッチでＣＭ関節を押圧固定。薄手タイプ。左右別売、女性用フリーサイズ。カラー：ベージュ【日本製】

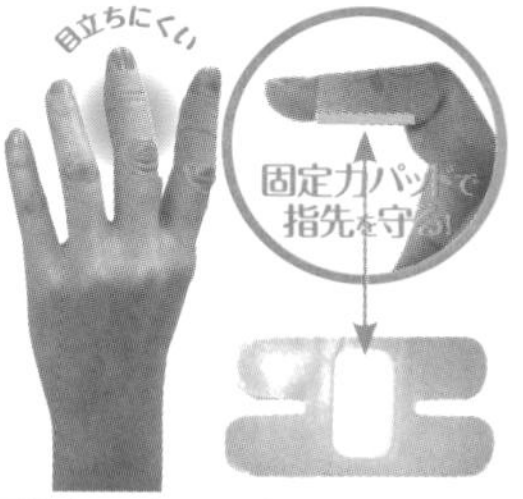

■指先へバテープ® (AKO-021)

手の指先「第１関節」や「第２関節」の変形や痛みなどつらい指のお悩みに。薄手の固定力パッドが内蔵されたテープを貼るだけで指をサポート。薄いので複数の指につけられる。水に強く通気性に優れた高機能テープで水仕事もできる。30枚入り。カラー：ベージュ【日本製】

【商品問い合わせ】 フットケアショップ→ https://www.footcareshop.net
㈱足裏バランス研究所　TEL045-861-8944

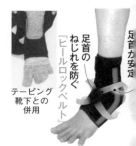

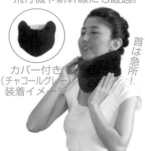

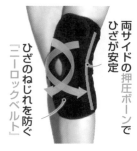

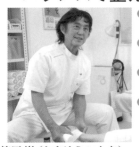

【著者紹介】

笠原 巖（かさはら いわお）

外反母趾・浮き指・へバーデン結節研究家、笠原接骨院・カサハラフットケア整体院長、柔道整復師、過労性構造体医学（Gバランス医療）創始者、Gバランス未病学研究家。

これまでの47年に及び初検だけで12万人以上の足をみる。外反母趾・浮き指・扁平足、「仮称：足へバーデン」などの不安定な足が引き起こす、足の痛み、ひざ痛、股関節痛、腰痛、肩こり、首こり、自律神経失調状態、うつ状態などに対し、重力とのバランスで力学的に解明し、“足から未病”を改善。その普及を目指し、全国で多くの講演やスクールを行っている。テレビ・新聞などのマスコミでも活躍中。著書は「過労性構造体医学」（医道の日本社）、「あなたの指先、変形していませんか？」、「自分で治す！外反母趾」（共に自由国民社）、「肩こり・腰痛は足の「浮き指」が原因だった！」、「O脚は治る！」、「ひざの痛みはサラシ一本で98％治る！」（共にさくら舎）、「首こり・肩こりを一発解消！首らくらくサポーター」などの「首らくらく」シリーズ、「お母さん！子どもの足が危ない！」（共に宝島社）、「熟睡できて首こり・肩こりも解消！安眠ウエーブ枕 極上」、「かかと超厚インソール」（共に講談社）をはじめ累計で215万部を突破。

カサハラページ公式サイト　https://www.ashiuratengoku.co.jp/

Special Thanks to
本文X線写真提供：にこにこ整形外科医院（P20・P53）
本文イラスト：清原修志・ayana・仲野ケイゴ
本文デザイン＆ＤＴＰ組版：立花リヒト
編集協力：安西信子（足裏バランス研究所）・矢野政人・中島美加
企画・プロデュース：アイブックコミュニケーションズ

50歳《さい》からの脊柱管狭窄症《せきちゅうかんきょうさくしょう》は90％《パーセント》の固定《こてい》で治《なお》る！

2021年（令和3年）5月28日　初版第1刷発行

著　者　笠原 巖
発行者　石井 悟
発行所　株式会社自由国民社　　https://www.jiyu.co.jp/
東京都豊島区高田3-10-11　〒171-0033　☎03-6233-0781(代表)
装　丁　ＪＫ
印刷所　新灯印刷株式会社
製本所　新風製本株式会社